美容医学系列数字化创新教材

中国整形美容协会推荐用书

美容护理学

主　编　黄建琼　黎瑞红

副主编　祁晓娜　夏述燕

编　者　（按姓氏汉语拼音排序）

胡　华　四川大学华西医院

黄建琼　四川大学华西医院

黎瑞红　上海市奉贤区中心医院

祁晓娜　哈尔滨医科大学附属肿瘤医院

王艳琼　四川大学华西医院

夏述燕　华中科技大学同济医学院附属同济医院

徐源文　中山市小榄人民医院

于家伟　哈尔滨医科大学附属肿瘤医院

祝　牧　四川华美紫馨医学美容医院

U0389414

科学出版社

北　京

内 容 简 介

本书主要包括绪论、美容患者心理护理、美容常用护理技术及身体多部位美容治疗的护理，共 16 章。本书全面介绍了美容相关的基础护理和专科护理知识，常见美容整形的手术方法及围手术期护理等，旨在突出美容护理学相关的理论知识与实践技能。本书内容详略得当、重点突出、图文并茂，具有很强的实用性等特点。

本书可供高等教育医学美容护理专业的学生及美容护理学的临床工作人员使用。

图书在版编目（CIP）数据

美容护理学 / 黄建琼，黎瑞红主编 . —北京：科学出版社，2022.11
美容医学系列数字化创新教材
ISBN 978-7-03-073902-5

Ⅰ . ①美…　Ⅱ . ①黄…②黎…　Ⅲ . ①美容术 – 护理学 – 教材　Ⅳ . ① R473.6

中国版本图书馆 CIP 数据核字（2022）第 220115 号

责任编辑：池　静 / 责任校对：贾伟娟
责任印制：赵　博 / 封面设计：涿州锦晖

科学出版社 出版
北京东黄城根北街16号
邮政编码：100717
http://www.sciencep.com

北京华宇信诺印刷有限公司印刷
科学出版社发行　各地新华书店经销

*

2022年11月第 一 版　开本：850×1168　1/16
2025年1月第四次印刷　印张：7 1/2
字数：221 000
定价：**69.00元**
（如有印装质量问题，我社负责调换）

前　言

随着我国经济的快速发展和人们生活水平的不断提高，医疗美容需求快速增加，医疗美容行业也得到了快速的发展。患者从解剖结构和生理功能上来说以健康人为主，要求手术对自身能达到锦上添花的效果。对护理人员的职业素质有更高的要求，要求护理人员不仅要掌握美容整形的专业理论知识和技能，还应该掌握心理学、社会学等人文学科类的相关知识。提高美容外科护理人员的专业技术水平、更新观念、改善知识结构成为当务之急。为此，四川大学华西医院牵头国内几所大型综合性医院美容外科护理的专家和骨干精心编写了本书，旨在丰富美容护理人员职业教育和继续教育的培训体系，力求为广大患者提供专业、优质、全程的护理服务，以期能满足患者的生理、心理需求，更好地达到患者预期的治疗效果，真正为患者的生活锦上添花。

在本书编写过程中，各位编者尽职尽责，付出了大量的时间和心血。但由于编写经验有限，书中若存在不足之处，敬请广大读者批评指正。

编　者

2022 年 5 月

目　录

第 1 章

绪　　论

一、美容护理学概述

美容护理学是以护理学为基础的一门新型护理专业学科。随着社会的进步和人们对美好生活的向往，医疗美容需求快速增加。我国医疗美容经历了整形外科学的初始阶段、显微外科学的推进阶段并最终形成美容外科学专业体系阶段。20 世纪 90 年代，人们物质文化生活水平的提高进一步推动了医疗美容的繁荣发展。

美容护理学与美容外科学并肩发展，伴随着美容外科学的成长，美容护理学在其发展的各个阶段，依据其服务对象、学科特色等逐步形成美容护理学专科护理技术及服务理念。美容外科学为美容护理学的发展奠定了基础，美容护理学的不断进步和发展为美容外科学治疗和手术的开展提供了坚实保障。同时，美容护理学在护理学的基础上形成了日趋完善的美容护理专业理论及专科技能，并融入了现代护理理论为美容护理工作提供指导。

美容护理工作主要包括基础护理、专科护理及心理护理等全方位的护理。美容护理学力求为广大患者提供专业、优质、全程的美容护理服务，以期能满足患者的生理、心理需求及对美的追求，更好地达到患者预期的治疗效果，提高患者生活质量。

二、美容专科护士应具备的职业素质

美容专科护士所服务的人群是追求个人形象、希望自身形体美感得到改善的人群，他们往往对美容专科护士寄予较高的期望。

1. 高尚的职业道德　美容专科护士应具备高尚的道德品质和无私的奉献精神，在工作中认识到护理的价值和意义，从而衷心热爱护理岗位，严格要求自己。护士在护理工作中应坚持以人为本，为广大患者提供优质的护理服务。

2. 扎实的专业素质　医疗美容治疗方法主要包括外科手术治疗，此外还有激光和注射治疗等。治疗涉及全身各部位、患者年龄跨度大、多学科交叉合作及新技术的更新等使得护理工作难度大，这也就要求美容专科护士不仅要具备丰富的理论知识和熟练的操作技能，还需要不断地广泛学习其他学科的知识，以满足患者的需求，适应医疗美容的快速发展。此外，美容专科护士应善于从临床实践中发现亟待解决且有实用价值的问题，通过不断思考和学习去解决问题，从而提升临床研究能力。

3. 良好的身心素质　美容专科护理工作繁忙，护士在工作中往往需要承受较大的身心压力。拥有强健的身体和良好的心理素质才能够沉着冷静地处理突发状况，运用积极的心态和良好的沟通能力进行术前术后宣教，从而促进良好护患关系的建立。

美容专科护士要与时俱进、不断学习，以良好的综合素质去迎接护理工作中的挑战，为广大患者提供优质的护理服务。

第**2**章

<h1 style="text-align:right">美容患者心理护理</h1>

第1节　常见美容患者心理特点

求美动机是以人的需要为基础,同时又受到人的理想、信念、世界观和人格特征等因素的影响。美容心理学研究表明,人们求美行为的主要动机是旨在满足爱美需要、交往需要、被爱需要和尊重需要等。因此美容整形外科手术在很大程度上是一个满足患者的生理、社会和心理需求的过程。了解患者的心理特点,才能与患者进行有效沟通,以降低患者术后不满或医疗纠纷。常见的患者心理类型有以下几种。

1. 单纯美容型　此类患者审美观正常,动机明确,主要是个人对自己的某部位不满,要求通过美容手术改善,提出的手术要求切合实际,符合大众观点。他们与医务人员密切配合,了解治疗利弊,并对自己术后的形象有基本的把握。这类患者术后多能获得满意的美容效果。

2. 缺陷障碍型　此类患者因先天或后天外伤等原因导致形体存在明显的缺陷或畸形,患者常有自卑心理,对美容手术寄予很高的期望。此类手术后一般手术效果较明显,能满足患者的心理需求。

3. 恋爱婚姻型　此类患者由于恋爱不顺利或婚姻不幸福,将希望寄托于美容手术,希望通过自身形体的改变,让自己的生活朝好的方向发展。患者往往将生活质量的改善仅仅寄希望于容貌的改变,认为随着容貌的改变,生活质量将会有大幅度的提升,一旦目的达不到,则容易对手术结果感到不满。

4. 事业需求型　此类患者对美容手术期望较高,希望通过手术提高自身魅力指数,为自己的事业前程加分,但一般对美的追求符合大众审美,有正确的审美观。

5. 偶像崇拜型　此类患者往往对医学美容存在不同程度的幻想,脱离实际,希望通过手术使自己"改头换面",对手术效果估计过高。

6. 心理障碍型　很多患者存在不同程度的心理障碍,包括焦虑、抑郁、强迫、敏感多疑、人格障碍和体像障碍等,以体像障碍居多。体像是客观容貌、社会影响、文化审美等对个体心理作用的结果,是一种心理的知觉,它不仅是对自身外表的心理反映或投射,而且与他人对其外表、行为的评价密切相关。体像障碍的患者表面上是对自己的外观不满意,实际上是由于消极的、否定性的体像产生了难以克服的心理障碍。

了解到患者的心理特点,可指导医务人员在美容整形手术围手术期给予针对性的心理护理,以改善医疗护理服务质量,使医疗美容真正地造福于患者。

第2节　美容患者围手术期心理护理

一、术前心理护理

1. 关心、尊重患者,理解患者爱美和追求美的美好愿望,与患者建立良好的护患关系。

2. 充分评估患者的心理状况,必要时使用一些心理状态筛查量表,如艾森克人格问卷(Eysenck

personality questionnaire，EPQ）、焦虑自评量表（self-rating anxiety scale，SAS）、抑郁自评量表（self-rating depression scale，SDS）、症状自评量表（symptom checklist 90-R）和体像障碍问卷（body dysmorphic disorder questionnaire，BDD-Q）等，评估患者的心理状态。根据评估的结果初步判定患者是否适合手术，必要时进行心理干预后再行手术治疗，严重者应暂停手术治疗。

3. 知晓患者手术的目的和预期，详细沟通手术的适应证、个体性、局限性、手术过程、术后效果、可能存在的风险及康复过程中可能出现的不适等，使患者客观、理性地认识和理解拟进行的手术，认识到美容整形手术不是万能的，手术方案的确定应根据自身的客观条件进行选择，不能盲目跟风，过高地估计手术效果。

4. 评估患者产生焦虑和紧张等问题的原因及其程度，针对其具体原因，给予个体化的干预。

在临床实践中，严重的心理障碍是美容整形手术的禁忌证，该类患者术后满意度低，应谨慎为其进行手术治疗。

二、术中心理护理

陌生的手术室环境和对手术的担忧等往往会导致患者情绪紧张。医护人员在护送患者入手术室后，应使用通俗易懂的语言向患者介绍手术过程及其注意事项，注意态度亲切和蔼，让患者感受到医护人员的关怀，缓解其紧张情绪。手术过程中注意观察患者的生命体征及情绪反应，有无紧张颤抖、出汗等表现，可播放舒缓的音乐等，转移患者的注意力。对于存在严重紧张情绪的患者，医护人员可通过紧握其双手或患者自行手握减压球，并给予精神支持与鼓励等方式，最大程度地缓解其紧张与焦虑情绪。此外，还应注意在手术过程中不谈论与手术无关的事情，特别是在患者清醒状态下的局麻手术中。

三、术后心理护理

很多患者由于在术后不能立即确定术后效果如何，常有焦虑、抑郁等不稳定情绪；术后早期局部常有不同程度的组织反应，如水肿等，影响容貌与形态，患者可能会误认为手术失败；术后伤口加压包扎、疼痛，麻醉后恶心、呕吐等不适均可能导致患者产生过度敏感等情绪。此外，部分患者尽管认为手术是成功的，也常会因容貌的突然改变而产生一段精神恍惚的特殊心理过程，即丧失反应。因为人的行为心理与社会存在一个相适应的环境定势，当容貌突然改变后，常常难以适应，也害怕周围的人不能接受。因此，医护人员对患者术后的心理支持也非常重要。

医护人员应主动关心患者，协助做好住院期间的生活照顾；讲解治疗中产生不适的原因及其缓解方式，缓解其紧张焦虑情绪，增强患者对治疗的信心，从而促进快速康复。

第 3 节　美容外科医患沟通技巧

患者一般对手术的要求均较高，要求能起到锦上添花的效果，但往往又对自身的客观条件认识不足且容易受周围人的影响等，因此术后容易发生纠纷。而建立融洽医患关系的前提是进行有效的沟通。有效的沟通要注意以下几个方面。

1. 建立合理的预期　在回答患者的问题时应实事求是，避免言过其实的描述。向患者详细介绍手术方式、过程，术后恢复时间和术后可能出现的并发症等；针对预期较高的患者，应科学、真实地讲解美容医学的实际功效，纠正患者不切实际的幻想。

2. 认真、有效地倾听　倾听是指医务人员全神贯注地接受和感受患者在交流时所发出的全部信息，不仅包括听取患者的声音并理解其内容，还需注意其表情、体态等传递的非语言信息。力求做到：面对患者，与患者保持合适的距离，视线保持接触；取放松、舒适的姿势，身体可略微向患者倾斜；对患者说的内容不要急于表态，让患者充分诉说，以便全面理解患者的本意和真实感情。

3. 鼓励选用开放性提问方式 开放式提问问题范围较广，可引导患者开阔思路，鼓励患者说出自己的想法和观念，有利于其发泄和表达被压抑的感情，以更全面、深入地了解患者的想法、情感和行为等。

4. 注意保密性原则 患者前来就医的主要目的是满足爱美需要、交往需要、被爱需要和尊重需要等。有的患者存在先天或后天原因导致的缺陷或畸形，有的患者则是由于恋爱不顺利、婚姻不幸福，将希望寄托于美容手术，但又不希望外人知晓其手术史，并且有的手术部位本身就较为隐私。因此在与患者的沟通交流中，要注意保密性原则，切忌在公共场合谈论患者的隐私。

第3章
美容外科患者麻醉苏醒期评估和护理

一、概　述

以往美容外科以体表中小手术为主，故麻醉相对比较简单、安全。但随着美容外科手术技术的提高以及大型美容手术项目的开展，还需要有良好的麻醉配合。

麻醉苏醒期是指从停止追加全身麻醉药物到患者意识完全恢复正常的时段。此时患者尚未苏醒，且机体各项生理指标仍不稳定，容易出现各种麻醉并发症，如呼吸道梗阻、呼吸抑制、反流与误吸、低血压、低体温和恶性高热等。因此，全麻的早期麻醉恢复应在麻醉恢复室（post anesthesia care unit，PACU）进行，充分评估患者呼吸、循环、意识和肌力等，判断患者达到离开 PACU 标准后，才可送回普通病房。麻醉苏醒期的评估及护理，对保证患者安全非常重要。

二、麻醉苏醒期评估和护理

1. 体位护理　将患者安置于仰卧位或侧卧位（依据手术部位及手术方式而异），头偏向一侧，以保持呼吸道通畅。

2. 严密监测　评估和观察患者意识状况、生命体征、肢体活动度、皮肤黏膜的色泽及伤口情况等；预判可能出现的风险，并做好应急准备。

3. 维持呼吸　根据血氧饱和度进行鼻导管或面罩给氧，及时清除呼吸道分泌物，保持呼吸道通畅，呼吸平稳，呼吸音清晰。

4. 维持循环　严密观察血压、脉搏、心率、心电示波图等，如出现血压过低、心率增快，应警惕术后出血，同时确保输液通路畅通，以备快速补液等抢救治疗。

5. 安全照护　适当约束患者，避免麻醉苏醒期间患者躁动而导致坠床、管道脱落风险等。

三、患者离开麻醉恢复室的标准

经过严密的观察监护，患者在麻醉恢复室生命体征稳定后可送回普通病房进行进一步专科治疗，回病房前，应达到以下标准，以保证患者安全。

1. 呼吸　咳嗽、吞咽反射恢复；能自主呼吸，呼吸平稳且无困难，呼吸空气 10 分钟以上能保持 $SpO_2 > 95\%$ 或达术前水平；皮肤、黏膜色泽红润等。如病情严重，不能自行保持呼吸道通畅，或预计短时间内呼吸不能恢复至满意程度，或出现呼吸并发症，仍需行呼吸支持或严密监测治疗。

2. 循环　血压、脉搏稳定已超过 30 分钟，心电图无严重心律失常和 ST 段、T 波改变，血流动力学指标稳定。若患者循环不稳定，仍需血管活性药物维持者，应在不间断监测和治疗的条件下转入重症监护室。

3. 神志　患者已清醒，定向力恢复，能正确回答问题时可送回普通病房。患者经过较长时间监测治疗仍处于深睡眠或浅睡眠状态；术中有较长时间低血压、低氧过程或低体温，估计需较长时间才能苏醒者；原有神经系统疾病和并发症者，应送重症监护室继续监测治疗。

4. 疼痛 由于严重疼痛或躁动等使用麻醉性镇痛药或镇静药者，应警惕发生呼吸和神志抑制的可能，应在药物作用高峰后观察一段时间才能送回普通病房。如静脉注射哌替啶，药效高峰在10分钟内，应在用药后至少20分钟才能送回普通病房；如为肌内注射，峰效延长至30～40分钟，送回普通病房时间也相应延长至用药后1小时；静脉注射吗啡则其峰效时间为注射后20～30分钟。

第4章

美容外科常用护理技术

第1节 静脉留置针输液技术

静脉输液是临床中应用最广泛的治疗手段之一，是护理工作的重要内容。对美容外科手术而言，静脉输液主要适用于住院治疗的患者，如全麻手术围手术期水电解质的补充、假体植入术后使用抗生素预防切口感染等。

静脉输液应选择富有弹性且粗直的静脉血管。穿刺部位应结合患者的手术部位、血管情况及患者意愿进行选择，首选前臂静脉；避开关节、静脉瓣、瘢痕、炎症、硬结、皮肤破损及血管受损的部位。静脉留置针输液技术操作流程，见表4-1。

表 4-1 静脉留置针输液技术操作流程

项目	步骤
操作准备	1. 环境准备：清洁、宽敞明亮、温湿度适宜、通风良好
	2. 用物准备：治疗盘、输液执行单、药液、输液器、静脉留置针、无菌棉签、敷贴、安尔碘、止血带、治疗巾、弯盘等
	3. 操作者准备：仪表端庄，着装整洁，六步洗手法洗手，戴口罩
操作步骤	1. 评估患者整体情况，解释操作目的及注意事项等，取得患者合作
	2. 评估穿刺部位皮肤及血管情况，合理选择血管，洗手
	3. 携用物至床旁，核对患者信息，洗手，备敷贴，核对并检查药液名称、剂量、使用方法、配药时间、有效期、包装是否完好，对光检查药液有无沉淀或絮状物等
	4. 协助患者取舒适体位，选择穿刺部位，铺治疗巾于患者穿刺处肢体下方
	5. 洗手
	6. 检查安尔碘是否在有效期内，同时打开瓶盖；检查棉签是否在有效期内，包装是否完好，有无漏气，取棉签蘸取安尔碘
	7. 首次消毒药液瓶口，消毒穿刺处皮肤，以穿刺点为中心环形消毒，直径 > 5cm，待干
	8. 操作中再次核对患者信息和药液信息等
	9. 第二次消毒药液瓶口和穿刺处皮肤
	10. 检查输液器质量，将输液器插头插入瓶塞直至插头根部，关闭调节器；将输液袋挂于输液架上，排尽空气，检查墨菲滴管下端有无气泡，关闭调节器
	11. 在穿刺部位上方8～10cm处扎止血带，洗手
	12. 输液器连接留置针，打开调节器，排尽导管针内气体，关调节器
	13. 嘱患者握拳，绷紧皮肤，固定静脉，右手持留置针，在血管的上方，使针头与皮肤呈15°～30°进针，见回血后压低角度，沿静脉走行进针 0.2cm 左右
	14. 左手固定留置针，右手后撤针芯约 0.5cm，将针芯与外套管一起送入静脉内，撤除针芯，放入锐器盒
	15. 松开止血带，打开调节器，嘱患者松拳；用无菌透明敷贴妥善固定留置针，注明留置日期和时间；延长管进行 U 形固定（图 4-1），肝素帽应高于导管尖端水平，以防血液回流至导管内引起导管堵塞
	16. 根据患者年龄、病情、药物性质等调节输液滴速，再次核对
	17. 协助患者取舒适体位，健康宣教
	18. 用物分类处理，洗手，记录

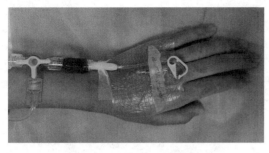

图 4-1　延长管 U 形固定

静脉输液操作相关的常见并发症有循环负荷过重、发热反应、过敏反应、静脉炎、液体外渗、空气栓塞和导管栓塞等。

1. 循环负荷过重　短时间内输液过多、过快，使循环血量急剧增加，心脏负担过重而引起的急性肺水肿表现为突然感到呼吸困难、胸闷、烦躁不安、大汗、咳粉红色泡沫痰、脉搏细弱无力，严重时可有痰液从口腔、鼻腔涌出。听诊肺部布满湿啰音，心率快且节律不齐。

（1）预防措施：评估患者的心肺功能，对心肺功能低下、老年人及幼儿特别应注意输液的速度和输液量；输液过程中密切观察患者是否有呼吸困难、胸闷等症状，必要时控制输液的速度和输液量；检查输液器开关的灵敏性，将输液器开关调在墨菲滴管以下 10cm 处，避免开关位置过低在床上摩擦自行滑脱；告知患者切勿自行调节输液速度。

（2）处理措施：应立即停止输液，通知医生处置；协助患者取端坐位，双腿下垂，以减少下肢静脉回流，减轻心脏负荷；给予高流量氧气吸入，氧流量为 6～8L/min，同时湿化瓶内加入 20%～30% 乙醇溶液；安慰患者，遵医嘱应用强心、利尿及镇静药物等，以降低心脏负荷，改善相应症状。

2. 发热反应　是指静脉输入了含有致热原、污染的液体或药物等引起的不良反应。表现为发冷、寒战、发热，可伴有恶心、呕吐、头晕、头痛等全身症状。

（1）预防措施：严格无菌操作，输液前认真检查药液质量，输液用具的包装及灭菌日期、有效期等；药物应现配现用，避免药液长时间放置。

（2）处理措施：轻者可减慢输液速度，通知医生；严重者立即停止输液。高热者，给予物理降温，严密观察生命体征变化，遵医嘱给予抗过敏药物或激素治疗；保留剩余药液和输液器，必要时连同患者血液标本送检。

3. 过敏反应　是指静脉输入了含有变应原的液体或药物，引起血管扩张、通透性增加、血浆渗出等一系列变化，引起血管神经性水肿、过敏性休克等。

（1）预防措施：给药前询问过敏史，对有过敏史者应谨慎选用药物；遵医嘱行过敏试验，并正确判断阳性指征；配药前严格检查药物的有效期、透明度、瓶盖有无松动等；输液过程中密切观察患者的反应。

（2）处理措施：一旦出现过敏反应，立即更换输液器，停止输液或减慢输液速度，并通知医生；遵医嘱使用抗过敏药物；如出现过敏性休克立即进行抢救。

4. 静脉炎　是指由于物理、化学、感染因素等对血管壁的刺激而导致血管壁的炎症反应。表现为穿刺部位发红、发热、刺痛、胀痛感，输液速度减慢或停止。沿穿刺部位的血管可有条索状的红线，触诊有发热、发硬，严重者局部可有脓性分泌物等。

（1）预防措施：严格遵守无菌操作原则；合理选择血管和留置针型号，原则选用上肢静脉作为常规静脉输注和置管的血管，避免在病变的肢体进行静脉置管和输液，避免在下肢静脉输注刺激性药物；需长时间输液的患者，要有计划地使用血管，注意更换输液部位，以保护血管，切忌在同一条血管的相同部位反复穿刺；根据药物和液体浓度、pH、渗透压、要求输入速度等选择适当的静脉输入途径及部位，输注刺激性强的液体和药物宜选择中心静脉输液；连续输入 2 种及以上刺激性药物时，输液顺序为先高渗或刺激性大的药物，后低渗或刺激性小的药物；输入血管高危药品后均应用生理盐水冲管，在充分冲管后方能拔管，以避免拔管过程中药品外渗。

（2）处理措施：护士应掌握静脉炎的临床表现，对穿刺部位和肢体进行常规评估，询问患者穿刺部位有无疼痛、发热、刺痛、灼痛和其他不适。对机械静脉炎和化学性静脉炎，局部皮肤完

笔记

整且无水疱者，可采用药物外敷或水胶体敷料保护等对症处理方法；对细菌性静脉炎，如穿刺点有脓性分泌物者，取分泌物进行细菌培养，遵医嘱给予地塞米松 10mg 和庆大霉素 15 万 U 浸湿纱布，湿敷穿刺局部，一天 2 次，同时监测患者体温变化；血栓性静脉炎遵医嘱做血管彩超，必要时拔出导管，进行溶栓治疗，同时监测患者的凝血功能。外周浅静脉留置针部位一旦出现静脉炎反应应立即拔除留置针。

5. 液体外渗　是指输入的药液渗出到正常血管通路以外的周围组织，表现为局部肿胀、疼痛，严重者局部组织坏死等。

（1）预防措施：操作者应熟练掌握静脉穿刺技术，提高一次性穿刺成功率，减少对血管内膜的损伤，避免在同一条血管的相同部位反复穿刺；及时巡视病房，早发现，早处理，输液过程中，若局部出现红、肿、热、痛、发白、青紫或其他异常情况应警惕药液渗出，即使见回血也必须更换输液部位；妥善固定留置针，嘱患者避免过度活动穿刺侧的肢体，必要时可对躁动不安的患者进行肢体约束；根据药物和液体浓度、pH、渗透压、要求输入速度等选择适当的静脉输入途径及部位，输注刺激性强的液体和药物时应加强与医生的沟通，尽量避免经外周静脉输注血管高危药品，宜选择中心静脉输液。

（2）处理措施：非刺激性药液发生外渗，应立即停止输液，更换输液部位，予 33% 硫酸镁湿冷敷等；发疱剂及刺激性药物发生外渗，应立即终止输液，抽吸输入皮下的药液或用无菌棉签轻轻向外挤出，通知医生，根据临床表现与渗漏液的性质和量，使用特殊的解毒剂或用 25% 利多卡因 2ml 加地塞米松 5mg、生理盐水 7ml，以渗出点为中心、直径 5cm 做环形皮下封闭注射，并持续观察与动态评估；局部出现较大水疱，可先用无菌空针（尽量选择小号空针）抽吸渗液，并保持水疱表皮的完整后再用 33% 硫酸镁持续湿冷敷并抬高患肢；当水疱破裂或表皮破损时，可用重组牛碱性成纤维细胞生长因子（贝复剂）喷涂，一天 3 次，并保护表面。

6. 空气栓塞　是指进入静脉的空气随液体进入人体静脉系统循环至右心、阻塞右心室肺动脉口，阻碍血流进入肺内，反射性引起冠状动脉痉挛，导致急性心力衰竭，表现为突然感到胸部异常不适或胸骨后疼痛，呼吸困难、发绀并伴有濒死感等。

（1）预防措施：输液前仔细检查输液器密封情况，输液前排尽管腔内空气；输液过程中加强巡视，及时更换液体，避免空气进入；更换药液或无针接头前，应先关闭输液器开关，再进行更换；加压输液时应有专人守护。

（2）处理措施：发现空气栓塞后应立即关闭输液管道，以阻止更多空气进入血液；立即给予吸氧，嘱患者采取头低足高左侧卧位，使阻塞右心室的气体向上浮起，离开栓塞部位，避开肺动脉口，通过心脏收缩舒张把空气混成气泡分次小量进入肺动脉，小量气体在血管内可被吸收。

7. 导管栓塞　是指留置在血管内的导管部分或完全堵塞，导致药液输注受阻或受限。

（1）预防措施：正确选择血管和静脉导管型号，提高一次性穿刺成功率，尽量减少穿刺时对静脉血管内膜的损伤；正确固定静脉导管，预防导管打折、移动或滑出；合理用药，减少药物联合输注，注意药物配伍禁忌，不同药物输注之间要用生理盐水进行冲管，避免药物发生沉淀而堵塞导管；采用正确的冲封管方法：脉冲冲管技术及缓慢注射正压封管法，即边缓慢推注边退出针头，剩 0.5ml 时，一手推注封管液，另一手关闭导管开关。

（2）处理措施：可先尝试推注少量生理盐水冲洗导管，如阻力较大，不可强行推注，应拔除留置针。

第 2 节　静脉血标本采集技术

静脉血标本采集是自静脉抽取静脉血标本的方法。美容外科术前常需留取血标本行血细胞分析、血液生化检查、ABO+Rh 血型、出凝血检查等，以确保手术安全。静脉血标本采集技术操作流程，见表 4-2。

表 4-2　静脉血标本采集技术操作流程

项目	步骤
操作准备	1. 环境准备：清洁、宽敞明亮、温湿度适宜、通风良好
	2. 用物准备：采血针、真空采血管、止血带、治疗巾、胶布、采血条码（标明科室、床号、姓名、住院号、标本类型、采血量等）、棉签、安尔碘、弯盘、手消、无菌手套，必要时备小垫枕
	3. 操作者准备：仪表端庄，着装整洁，洗手，戴口罩
操作步骤	1. 携用物至床旁，向患者解释操作目的及注意事项等，取得患者合作，评估患者病情，询问是否按要求空腹或其他特殊准备
	2. 首次查对，核对患者信息，核对采血条码信息是否与医嘱一致，查对真空采血管种类与采血项目是否一致等
	3. 核对采血管是否完好，条码粘贴是否妥当：暴露采血窗口，条码方向正确
	4. 协助患者取舒适体位，卷袖或脱去患者一侧肢体衣物，充分暴露血管
	5. 将治疗巾铺于穿刺部位下（必要时垫小垫枕），扎止血带嘱患者握拳，合理选择穿刺静脉后指导患者松拳，松止血带，洗手
	6. 检查消毒剂在有效期内，首次消毒穿刺处皮肤直径应＞5cm 并待干
	7. 再次核对（患者信息、采血条码、真空采血管等），第二次消毒皮肤并待干，备胶布及干棉签
	8. 在穿刺部位上方 5～7.5cm 处扎止血带，洗手
	9. 检查采血针包装完好、在有效期，戴无菌手套，取下采血针护套，嘱患者握拳，操作者一手拇指绷紧静脉下端皮肤，一手持采血针，针尖斜面向上，与皮肤呈 30° 左右穿刺静脉，见回血后沿静脉走行进针少许，用胶布妥善固定，嘱患者松拳
	10. 将采血针另一端拔掉护套刺入采血管，当血液流入采血管时松止血带，采血至需要量，按正确采血顺序依次采集标本，按抗凝要求正确颠倒采血管
	11. 采血毕，拔出针头，用棉签按压局部 5 分钟
	12. 协助患者取舒适体位，健康宣教，洗手，再次核对患者、标本
	13. 记录，用物分类处理，标本及时送检

静脉血标本采集注意事项：

1. 采血部位不宜选用的静脉有手腕内侧静脉、足踝处静脉、乳腺癌根治术后同侧上肢静脉、化疗药物注射后的静脉、硬化或栓塞静脉，或穿刺部位有皮损、炎症、外伤、结痂和瘢痕等。

2. 采集标本的顺序为血培养瓶、血凝管、分离胶管、血清管、血浆管、血常规管和血糖管。

3. 采血后手臂伸直，用 2～3 根手指压住棉签按压穿刺点 5 分钟，直至不再出血，不宜屈肘按压。

4. 采血当日避免提重物、游泳、打球等，勿揉搓、热敷采血部位。

5. 使用安全采血针需按说明开启安全装置后将采血针弃入锐器盒；使用注射器时，针头不宜重新套上保护鞘，不宜弯曲、折断或剪断针头。

6. 采血后应及时送检采血标本，在运送过程中，避免日光照射、振荡等。

第3节　美容外科伤口护理技术

美容外科手术技巧和围手术期护理只是手术成功的前提，术后伤口及时愈合，才能最大程度上展现手术的效果。规范化的伤口护理可有效促进伤口愈合，减少伤口愈合延迟和伤口感染等风险，保证美容手术效果。美容外科术后伤口的护理应注意以下核心内容。

1. 保持伤口局部敷料清洁干燥及有效固定，嘱患者切勿自行松解敷料或弹力绷带，以防伤口出血、植入假体移位和伤口感染等。

2. 禁止挤压、揉搓及碰撞术区，面部手术者术后可用清水擦洗伤口周围部位，注意动作轻柔。

3. 伤口疼痛护理　疼痛作为人的第五大生命体征，应重视患者的疼痛体验，及时评估和处置患者的疼痛，提高其术后舒适度。可采用面部表情或数字疼痛评估法（图 4-2），动态评估疼痛程度、性质、部位及持续时间。注意追踪疼痛缓解的情况，口服给药 1 小时、肌内注射给药 30 分钟后，静脉给药 15 分钟后对疼痛症状进行再次评估。

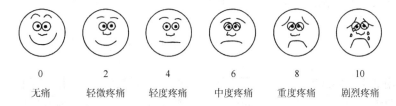

0	2	4	6	8	10
无痛	轻微疼痛	轻度疼痛	中度疼痛	重度疼痛	剧烈疼痛

图 4-2　面部表情和数字疼痛评估图

4. 换药和拆线时间安排　术后 2～3 天换药一次，拆线时间应根据伤口部位、局部血液循环情况、伤口大小、局部张力、年龄和全身一般情况等而定。面部手术一般在术后 5～7 天拆线，其他部位的手术一般为术后 10～14 天拆线，如伤口部位张力较大，可于伤口拆线后使用减张胶布或减张器，可有效减少瘢痕的增生以及病理性瘢痕复发。

5. 告知患者手术切口常为多层缝合，一般内层缝合线为可吸收线，但有部分患者因个体差异，在伤口常规拆线后数日可能出现缝线排异反应（如伤口处可见线头等），可再次返院处理。

6. 术后伤口瘢痕的预防　一般手术（重睑术除外）拆线后 1 周开始使用预防瘢痕增生的药物，如硅酮类药物，连续使用 3～6 个月。

7. 伤口换药技术操作流程，见表 4-3。

表 4-3　伤口换药技术操作流程

项目	步骤
操作准备	1. 环境准备：清洁、宽敞明亮、温湿度适宜、隐蔽、通风良好；换药前半小时不应打扫伤口治疗室、整理床铺等，以免灰尘飞扬污染伤口 2. 用物准备：治疗巾、无菌换药盘（方盘一个、弯盘一个、平镊两把、棉球若干）、碘伏消毒液、生理盐水、薄膜手套一副、无菌手套一副、无菌纱布等 3. 操作者准备：着装整洁，戴好帽子和口罩，按六步洗手法洗手
操作步骤	1. 洗手后准备用物，携至患者床旁 2. 核对患者身份信息并解释操作目的及注意事项等，取得患者配合 3. 协助患者取舒适体位，注意保护隐私。暴露伤口部位，将治疗巾、弯盘置于患者伤口下方 4. 戴上薄膜手套，取下外层敷料。取外层敷料时注意动作轻柔，保护局部皮肤。如敷料因渗出液与伤口粘连较紧，不可强行将其揭下，应先用生理盐水将敷料浸湿后再慢慢揭开，以减轻对伤口肉芽的损伤及患者的疼痛感 5. 观察伤口敷料情况，包括渗液量、颜色和气味等 6. 观察伤口及周围皮肤情况，包括伤口的位置、大小、有无出血、有无红肿热痛等感染征象 7. 脱下薄膜手套，消毒双手 8. 准备胶布，检查无菌换药盘的有效期，打开无菌换药盘。检查伤口敷料的有效期及包装是否完好等 9. 检查无菌手套的有效期及包装是否完好，戴无菌手套 10. 再次核对患者身份后，使用生理盐水棉球消毒伤口，碘伏消毒液棉球消毒伤口周围皮肤，消毒时由对侧至近侧，由内至外，消毒范围为伤口周围 5cm；如有多个伤口，应遵循先无菌伤口，再感染伤口的顺序；操作中一把镊子传递无菌物品，一把镊子接触伤口并清洁伤口，使用时两把镊子避免接触 11. 使用干纱布吸干伤口多余水分 12. 使用平镊持无菌纱布或适宜的伤口敷料覆盖伤口，范围至少大于伤口 2cm，使用胶布妥善固定伤口敷料 13. 整理床单元及用物。再次洗手，核对患者身份 14. 健康教育

伤口换药注意事项：

1. 操作过程中注意严格无菌操作。

2.多个患者或多个伤口同时需要换药时应先换无菌伤口，再换污染伤口，最后换感染伤口。

3.美容外科术后伤口一般使用生理盐水清洁即可；如伤口伴有感染征象，可酌情先使用碘伏、高渗盐水或双氧水等进行清洁，再使用无菌生理盐水清洁。

第4节　伤口冷疗技术

冷疗是利用低于人体温度的物质作用于体表皮肤，通过神经传导引起局部血管收缩、血流减慢、神经末梢敏感性降低等，从而达到减轻出血、镇痛和消肿等作用。美容外科常见的冷疗方法有冰袋、化学制冷袋和冷湿敷法等，常用于面部手术，如隆鼻术、重睑术后及激光治疗的患者。实施冷疗的主要目的如下。

1.减轻局部充血或出血　冷疗可使局部血管收缩，毛细血管通透性降低，减轻局部组织充血及肿胀，促进患者舒适；促使血流减慢，血液黏稠度增加，有利于血液凝固而控制出血。

2.减轻疼痛　冷疗可抑制细胞活动，减慢神经冲动的传导，降低神经末梢的敏感性而减轻疼痛；血管收缩，毛细血管通透性降低，渗出减少，从而减轻了由于组织压迫神经末梢而引起的疼痛。

3.控制炎症扩散　冷疗可使局部血管收缩，血流减少，细胞的新陈代谢和细菌的活力降低，从而限制炎症的扩散。

4.伤口冷疗技术操作流程，见表4-4。

表4-4　伤口冷疗技术操作流程

项目	步骤
操作准备	1.环境准备：清洁、宽敞明亮、温湿度适宜、隐蔽
	2.用物准备：自制冰袋（提前5～10分钟将冰袋从冰箱取出，放置室温内稍微融化后形成50～100ml冰水混合物冰袋）、布套、毛巾等
	3.护士准备：仪表端庄，着装整洁，洗手，戴口罩
操作步骤	1.携用物至床旁，解释操作目的及注意事项等，取得患者合作，评估患者病情、局部皮肤状况、活动能力
	2.查对患者身份信息及医嘱
	3.检查冰袋外形的完整性及是否有棱角，注意有无破损、漏水。将冰袋表面用毛巾擦干，使用布套包裹，避免冰袋与皮肤直接接触引起不适
	4.再次查对患者身份信息后，将冰袋敷于手术区域周围处皮肤，使用30分钟后取下冰袋，间隔5分钟后再使用
	5.注意观察局部皮肤的反应，如出现发绀、麻木等应停止使用
	6.洗手、再次查对，记录冷疗的部位、时间和效果

冷疗技术注意事项：

1.注意掌握冷疗的适应证和禁忌证，如患者存在血液循环障碍、慢性炎症或深部化脓病灶、对冷过敏、感觉异常等情况时应禁止使用冷疗。

2.冷疗一般是在术后48小时内使用，注意应间断冷敷于手术部位周边组织，一般冷敷30分钟需暂停5～10分钟。

3.冷敷局部时，注意动作轻柔，禁止挤压术区。使用冰水混合物，外用布套保护。

4.冰块完全融化后应及时更换，以保证冷疗的效果。

第5节　更换伤口引流装置技术

伤口引流技术是指外科手术后，于创腔内留置血浆引流条或引流管，以引流手术创腔内的积血、积液的技术。美容外科术后安置引流管的目的，一方面是引流手术创腔内的积血、积液以减少感染的可能性，另一方面引流管连接负压后可使皮瓣与创面有效贴合，以防皮瓣下积血积液而导致皮瓣肿胀、坏死等。美容外科术后常用的引流方法有盐水纱布引流条、橡胶引流片和硅胶管负压引流等，常见的负压引流装置有空针式负压引流（图4-3）、负压引流球（图4-4）和负压引流器（图4-5）。更换伤口血浆引流装置技术操作流程，见表4-5。

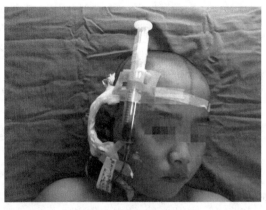

图 4-3　空针式负压引流

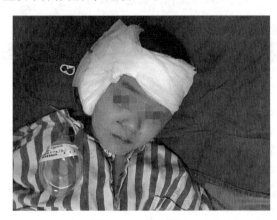

图 4-4　负压引流球

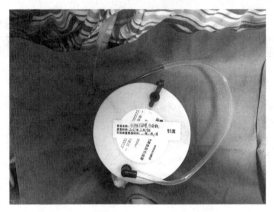

图 4-5　负压引流器

表 4-5　更换伤口血浆引流装置技术操作流程

项目	步骤
操作准备	1. 环境准备：清洁、宽敞明亮、温湿度适宜、隐蔽、通风良好
	2. 用物准备：治疗巾、环钳两个、负压引流装置、棉签、安尔碘、无菌纱布、无菌手套、手消、弯盘等
	3. 操作者准备：仪表端庄，着装整洁，洗手，戴口罩
操作步骤	1. 查对患者身份信息，并解释操作目的及注意事项等
	2. 协助患者取合适体位，注意保护隐私，暴露引流管连接部，铺治疗巾
	3. 检查引流管是否通畅，用环钳夹闭引流管与引流器接头连接处上方 2～3cm
	4. 戴无菌手套，将引流管近端与引流器接头分离
	5. 脱手套，用手套包裹引流装置头端，置于治疗车下层的弯盘内
	6. 检查无菌棉签和消毒液的有效期，取两根无菌棉签置于消毒液中
	7. 第一次消毒管口，检查纱布有效期，待干
	8. 第二次消毒管口，检查引流装置有效期，待干
	9. 再次查对，用无菌纱布包裹消毒管口，连接引流装置
	10. 妥善固定引流装置
	11. 松开环钳，检查管道是否通畅，贴标签
	12. 再次查对，撤除用物，整理床单元，手消毒
	13. 观察引流液的颜色、性质及量，洗手，记录

伤口引流技术注意事项：

1. 保持伤口血浆引流管通畅，严密监测血浆引流液的颜色、性质、量及引流管的负压情况，定时挤捏引流管，防止术后凝血块、组织碎屑等阻塞引流管。

2.妥善固定血浆引流装置，根据引流装置的不同，选取合适的管道二次固定方式；留置适当长度，给予患者翻身等的活动空间，避免牵拉、弯曲、脱落等。

3.告知患者留置引流管期间的注意事项，以防引流不畅或引流管滑脱等。避免牵拉、折叠引流管；翻身或活动时，注意先夹闭引流管，防止逆行感染。在取下血浆引流装置后，进行翻身或活动。

4.伤口血浆引流装置应每日更换，准确记录血浆引流量和引流液性状等。

第6节　留置导尿技术

留置导尿技术是指在无菌操作下，用导尿管经尿道插入膀胱引流尿液的方法。美容外科手术如时间过长（＞4小时），为避免术中膀胱过度充盈或全麻术后患者发生尿潴留，无法排出尿液时应考虑留置尿管，以引流尿液，减轻痛苦。留置导尿技术操作流程，见表4-6。

表4-6　留置导尿技术操作流程

项目	步骤
操作准备	1.环境准备：宽敞明亮，关闭门窗，拉好窗帘，保护患者隐私
	2.用物准备：导尿包、尿管标识等
	3.操作者准备：仪表端庄，着装整洁，六步洗手法洗手、戴口罩
操作步骤	1.核对患者身份信息，评估患者意识、生命体征、病情、膀胱充盈度、会阴部局部皮肤情况、合作程度及心理状况等，根据患者自理能力，协助其清洁外阴
	2.向患者解释导尿目的、方法、注意事项及配合要点，取得患者的配合
	3.操作者站在患者一侧，协助患者脱去对侧裤腿盖在近侧腿上，对侧用被子遮盖腿部，取屈膝卧位，双腿外展，暴露外阴
	4.洗手，检查导尿包的有效期及尿管型号，包装是否完整，有无潮湿等
	5.再次查对患者身份信息。打开导尿包外包装，取垫巾垫于患者臀部，置弯盘于患者两腿之间，初步消毒外阴，擦洗顺序，女性：阴阜、大阴唇、小阴唇、尿道口至肛门，男性：阴阜、阴茎、阴囊、尿道口、龟头至冠状沟，自上而下，每个棉球只用一次
	6.打开导尿包内层，戴无菌手套，铺洞巾，检查尿管气囊是否通畅、有无漏气，连接引流袋，润滑尿管前端
	7.再次消毒，擦洗顺序，女性：尿道口、小阴唇（先对侧再近侧）、尿道口；男性（用纱布包住阴茎暴露尿道口）：尿道口、龟头、冠状沟、尿道口，由内向外，自上而下
	8.嘱患者深呼吸，一手固定（女性：小阴唇，男性：阴茎），另一手持尿管对准尿道口轻轻插入，女性深度4～6cm，男性深度20～22cm，见尿后再插入4～6cm，向气囊注入10ml无菌生理盐水，轻拉尿管证实尿管已固定；脱无菌手套，洗手
	9.妥善固定尿袋，粘贴尿管标识，清理用物
	10.协助患者穿好裤子，取舒适体位，查对，整理床单元
	11.用物分类处理，洗手，记录

留置导尿技术的注意事项：

1.操作过程中注意与患者有效沟通，关爱患者，保护隐私，并采取适当的保暖措施以免着凉。

2.操作中，嘱患者勿挪动肢体，保持安置的体位，避免无菌区域污染。

3.插管时动作要轻柔，特别是男性尿道有3个狭窄，切忌用力过快过猛而损伤尿道黏膜。

4.女性患者导尿时，如导尿管误入阴道，应更换无菌导尿管，再重新插管。

5.为膀胱高度膨胀且极度虚弱的患者导尿时，第一次放尿不能超过1000ml，以免腹内压急剧下降，血液大量滞留在腹腔内导致血压下降而发生虚脱。此外，膀胱内压突然降低，还可能导致膀胱黏膜急剧充血而发生血尿。

第 7 节　扩张器注水技术

皮肤软组织扩张器植入术是指将皮肤软组织扩张器（图 4-6）置入正常皮肤组织下，通过注水壶向扩张器内注射液体，以增加扩张器容量，使其对表面软组织产生压力，利用增加的"额外"皮肤软组织进行组织修复和器官再造的一种手术方法。这种"额外"的皮肤组织在色泽、质地、厚度、毛发分布及美观程度等方面都与缺损周围皮肤近似或一致，而且还具有血运好、敏感性高的特点，同时还可避免供皮区产生新的瘢痕或畸形。因此该项技术现已广泛应用于全身各部位皮肤软组织缺损的修复，特别是适用于头、面、颈、乳房等涉及需要用正常皮肤进行美容整形修复的部位。

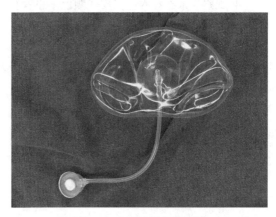

图 4-6　皮肤软组织扩张器

该治疗方法一般包括两次手术，第一次手术是在预定的正常皮肤区域内埋植一个或多个皮肤软组织扩张器，待伤口完全愈合后，开始为期 1 ～ 2 个月的注水扩张皮肤；第二次手术即为扩张器取出、皮瓣移植术，即将扩张的"额外"皮肤移植到组织缺损区域，以完成组织修复和器官再造的治疗过程。扩张器注水技术操作流程，见表 4-7。

表 4-7　扩张器注水技术操作流程

项目	步骤
操作准备	1. 环境准备：清洁、宽敞明亮、温湿度适宜、隐蔽、通风良好
	2. 用物准备：无菌治疗盘（盘内放置冲满无菌生理盐水的空针、4.5 号头皮针）、安尔碘消毒液、无菌棉签、无菌手套、生理盐水等
	3. 操作者准备：仪表端庄，着装整洁，洗手，戴口罩
操作步骤	1. 核对患者身份信息；核查注水登记单上的相关信息，包括手术名称、手术日期、拆线时间、扩张器容量及安置部位等；评估伤口愈合情况，如有无渗血渗液、红肿，扩张器置入处皮肤有无膨隆等血肿或感染，以及注水壶的情况等
	2. 解释注水的目的、方法和配合事项，根据扩张器置入部位，协助患者取合适体位
	3. 检查安尔碘消毒液及棉签的有效期，取两根棉签置于安尔碘消毒瓶内
	4. 再次查对患者身份信息后，准确找到注水壶，消毒注水壶及周围皮肤 5 ～ 8cm，待干
	5. 检查无菌治疗盘的有效期，打开无菌治疗盘，取一根无菌棉签于盘内以备用
	6. 再次消毒注水壶，待干
	7. 检查无菌手套有效期、包装是否完整，戴无菌手套
	8. 持空针（空针内已抽取了适量的生理盐水）连接 4.5 号头皮针后，再次确认注水壶位置（乳头状突起），垂直穿刺，刺入后针尖会有金属底盘抵触感，回抽确认无误后缓慢推入注射液
	9. 注水完毕，使用无菌棉签按压注射部位后，快速取针，棉签按压至无出血，再次消毒穿刺处，用纱布覆盖
	10. 再次查对，整理用物，洗手，并做好记录，包括注水时间、注水量、局部皮瓣情况及患者自觉症状等，交代下次注水时间
	11. 嘱患者注水后观察半小时再离院

扩张器注水技术的注意事项：

1. 操作过程严格无菌操作。

2. 注水过程中询问患者的感受，同时观察扩张皮瓣的颜色，如患者主诉疼痛难忍、局部皮肤苍白、血管反应差，可回抽少许注射液减轻局部压力，防止皮肤坏死。

3.每次注水量为扩张器容量的10%～20%,或局部皮肤稍呈苍白而患者能耐受为止,间隔1～3天注射1次。

4.观察扩张器置入部位皮肤颜色，患者有无局部疼痛、压迫症状，发现血肿及血液循环障碍，及时报告医生处理。

5.面部注水时，观察局部有无感觉发麻、活动障碍等；颈部扩张器注水后期应严密观察有无呼吸困难，若有则应回抽少量注射液，减轻压力。

第 **5** 章

眉成形手术的护理

一、概　述

　　眉位于眶上缘，为横向弧形分布的一束毛发，有阻挡额头汗水向下流入睑裂的功能。眉包括眉头、眉峰和眉梢三部分，标准眉形的眉头在鼻翼与内眦点的延长线上，略低于眶缘；眉峰在鼻翼与瞳孔外缘的延长线上，即眉毛的最高点；眉梢在鼻翼与外眦点的延长线上。左右两侧眉的位置及形态对称，对颜面部的整体美学具有重要的意义。

　　眉成形手术护理主要适用于因先天、外伤或疾病导致的眉畸形、眉下垂、"八"字眉、眉形欠佳者，文眉失败和老年性上睑皮肤松弛者等。手术方式主要有提眉术、切眉术、眉再造术和眉缺损修复术等。切眉术前和术后 1 周效果对比图见图 5-1 和图 5-2。

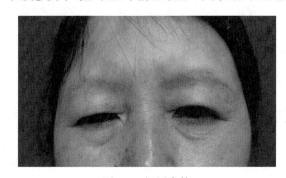
图 5-1　切眉术前

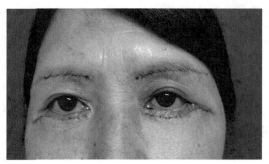
图 5-2　切眉术后 1 周

二、护理评估

（一）健康史

　　询问患者眼睛及眼睑的病史及治疗史；有无基础疾病，特别是有无出血倾向的疾病、高血压、尚未控制的糖尿病等；如在口服阿司匹林或活血化瘀药物，需在专科医生的指导下停用或改用其他替代药物后方可安排手术；有无过敏史；是否是瘢痕体质；手术应避开月经期、妊娠期。

（二）身心状况

　　1. 生命体征　体温、血压、脉搏、呼吸等。

　　（1）体温 ≥ 37.5℃，合并咳嗽、鼻塞、流涕等上呼吸道感染症状，需治愈后再安排手术。

　　（2）血压、脉搏异常：患者休息并缓解紧张情绪后测量，如为异常，报告医生综合评估后处理。

　　2. 专科情况　评估双侧眉部的弧度、对称性，上眼睑皮肤松弛情况；眉部及面部皮肤有无感染病灶；检查眼睛的视觉灵敏度，眼部有无其他疾病。

　　3. 心理、社会状况

　　（1）评估患者的心理状态，有异常情况及时报告医生，必要时暂缓手术。

（2）了解患者对手术的预期，引导患者客观认识手术效果、手术风险及相关注意事项，应根据患者眉毛个体情况，参照健侧眉的形态、大小，毛发走向及密度，并结合患者的要求选择适当的手术方式。对于治疗方式犹豫不决的患者，应深入了解其需求，详细介绍手术相关事项，否则应暂停手术，避免出现医疗纠纷。

（三）辅助检查

辅助检查包括血细胞分析、出凝血检查、感染免疫学检测 [乙肝、丙肝、人类免疫缺陷病毒（HIV）、梅毒] 等实验室检查。

三、护 理 措 施

（一）术前护理

1. 核对患者身份信息，协助签署各类医学沟通单，如手术同意书等。

2. 术前宣教　一般为局麻手术，不必禁食，建议清淡饮食，不宜过饱；术前彻底清洗面部尘埃及化妆品；如为眉再造手术，术前剃除同侧耳上或耳后的部分头发。

3. 术前医学照相，包括全面部正位、45°侧位、90°侧位三个角度照片，便于后期效果对比。

4. 手术切口周围外涂局麻药物如利多卡因乳膏，外涂厚度为 1mm，并用塑料薄膜覆盖 20 ～ 30 分钟，让局麻药物充分发挥作用，以减轻术中注射局麻药物时的疼痛，有助于缓解其紧张心理。

（二）术后护理

1. 生命体征监测　包括体温、脉搏、呼吸、血压和疼痛，如有异常，报告医生综合评估后处理。

2. 伤口护理

（1）保持眉部伤口敷料干燥固定，观察有无持续性新鲜血液渗出以及进行性肿胀等异常情况的发生。

（2）手术切口适当加压包扎，术后 24 小时可拆除包扎敷料，酌情使用无菌生理盐水或 0.5% 碘伏棉签消毒。一般于术后 5 ～ 7 天拆线。

（3）头部保持高位，用冰袋冷敷前额及眼部：指导患者早期（术后 24 小时内）正确有效地间断冰敷，可缓解眉部肿胀、疼痛并减少出血。

（4）眉再造手术者，术区局部制动，一般术后 7 ～ 10 天供区拆线，10 ～ 14 天眉区拆线，并观察皮瓣成活情况。

3. 饮食指导　普通饮食。

4. 常见并发症的观察及处理

（1）肿胀：早期肿胀和切口周围皮肤轻度瘀血是正常现象，指导患者术后 24 小时内间断冷敷。术后 1 周肿胀仍未消退甚至持续数月，则可能是由于术中操作粗暴、损伤严重，或术后感染所致。可温敷促进消肿或行抗感染治疗。

（2）皮下淤血或血肿：可能与患者存在血液系统疾病、术中止血不彻底、女性月经期等有关。术前应完善相关检查，术中彻底止血，女性避开月经期；术后应注意观察术区有无异常隆起、青紫及主诉胀痛等，以便及时发现异常情况，尽早给予处理；轻者 48 小时后可局部热敷促进吸收；重者须拆除部分缝线，清除瘀血，彻底止血后加压包扎。

（3）感染：主要与术中无菌操作不严、器械消毒不规范、局部存在炎症等有关。应严格遵循无菌操作及规范器械消毒；局部存在感染者应暂缓手术；一旦发生感染，重点应加强局部换药，必要时拆除部分缝线引流分泌物。

（4）皮瓣血运障碍（眉再造手术者）：主要与皮瓣太薄、缝合张力过紧、皮瓣比例设计不当、皮瓣下血肿形成等因素有关。术中应精心设计皮瓣大小、厚度等；术后包扎松紧适宜；术后密切观察再造皮瓣的颜色、温度、毛细血管充盈反应等，特别是眉尾、眉头成角处，发现异常情况需及时通知医生处理。

四、健康教育

1. 保护术区，避免局部外力碰撞。

2. 局部可涂眼膏保持湿润，促进痂皮自然脱落，切忌用力揭除痂皮，以免损伤毛囊。

3. 局部制动，嘱患者勿过早地进行抬眉活动。

4. 如出现局部持续性渗血、进行性肿胀以及自觉剧烈胀痛时，应及时就诊。

笔记

第 **6** 章

眼部手术的护理

第1节　重睑成形术

一、概　　述

　　重睑（双眼皮）的形成机制主要是由于上睑提肌腱膜除了附着于睑板上缘外，还有一部分肌纤维穿过眶隔和眼轮匝肌附着于上睑皮下，在睁眼时牵拉上睑皮肤及其睑板而出现重睑；而单睑（单眼皮）的上睑提肌腱膜仅附着于睑板，无肌纤维附着于上睑皮肤，当睁眼时上睑提肌纤维仅能牵拉睑板，而不能牵拉上睑皮肤，故在外观上呈单睑。重睑成形术是使上睑皮肤与深部睑板形成粘连，使之在睁眼时形成人为的上睑皱襞的一种手术。常见的手术方式有切开法重睑成形术和缝线法重睑成形术。手术方式的选择应综合考虑患者的客观条件，审美要求，是否需要去除眼周脂肪、眶隔脂肪以及是否需要开眼角等。

　　手术适应证：单睑；重睑皱褶较浅，或多层皱襞，或睁眼时不显者；两眼重睑不对称，或双上睑皱襞一有一无者；轻度上睑内翻倒睫者等。

　　手术禁忌证：患者存在精神障碍或心理准备不充分者；有严重出血倾向的疾病和严重高血压者，有心、肺、肝、肾等重要器官衰竭和进行性疾病者，以及尚未控制的严重糖尿病和传染性疾病者；患有眼部疾病者，如眼部感染，或者有先天性弱视、斜视等；面神经瘫痪睑裂闭合不全者；眼球过凸或眼睑退缩者等。重睑术前和术后1周效果对比图见图 6-1 和图 6-2。

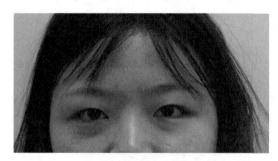

图 6-1　重睑术前

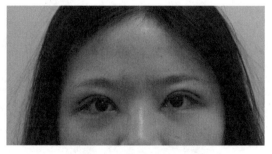

图 6-2　重睑术后 1 周

二、护理评估

（一）健康史

　　询问患者的年龄、职业；有无眼病史；有无基础疾病，特别是有无出血倾向的疾病、高血压、尚未控制的糖尿病等；如在口服阿司匹林、维生素 E 等药物，需在专科医生的指导下停用 10 ～ 14 天后方可安排手术；有无过敏史；是否为瘢痕体质；手术应避开月经期、妊娠期。

（二）身心状况

1. 生命体征　体温、血压、脉搏、呼吸等。

（1）体温 ≥ 37.5℃，合并咳嗽、鼻塞、流涕等上呼吸道感染症状，需治愈后再安排手术。

（2）血压、脉搏异常者，需综合评估后给予处理。

2. 专科情况　评估睑型、睑裂的大小及形状、眼睑及眼周皮肤的质地及松弛程度、眶内脂肪情况等；有无上睑下垂、重症肌无力、先天性弱视或斜视等眼部疾病；眼睑及周围有无感染病灶，如结膜炎、睑缘炎、沙眼等；检查双眼视力等。

3. 心理、社会状况

（1）评估患者的心理状态，有无焦虑、抑郁等心理问题，必要时报告医生暂缓手术。

（2）了解患者对手术的预期：应详细了解其具体需求，术前进行充分沟通和指导，告知其每位患者自身条件不同，手术方式应综合考虑年龄、职业、脸型、眶周解剖和眼睑形态等，以达到与眼睛、面部各器官的和谐，塑造自然美丽且个性化的重睑；其次应解释重睑手术方式、注意事项、术后水肿消退时间、手术效果和可能出现的并发症等，使患者对手术效果有恰当的预期；对于抱有不切实际想法的患者，应慎重为其行手术治疗，以免后续出现医疗纠纷。

（三）辅助检查

辅助检查包括血细胞分析、出凝血检查、感染免疫学检测（乙肝、丙肝、HIV、梅毒）等实验室检查。

三、护理措施

（一）术前护理

1. 核对患者身份信息，协助签署各类医学沟通单，如手术同意书等。

2. 术前宣教　一般为局麻手术，不必禁食；术前彻底清洗面部尘埃及化妆品；根据需要医生会为患者作局部画线设计，画线后，嘱患者勿沾水，保持画线清晰固定不掉色；告知患者手术的基本程序及术中如何按医生指令做睁眼、闭眼等配合动作。

3. 协助术前医学照相，妥善保存，以便与术后效果进行比较。包括眼部正位、侧位、斜面、睁闭眼、微笑像等。

4. 手术切口周围外涂局麻药物如利多卡因乳膏，外涂厚度约为 1mm，并用塑料薄膜覆盖 20 ～ 30 分钟，让局麻药充分发挥作用，以减轻术中注射局麻药时的疼痛。

（二）术后护理

1. 生命体征监测　包括体温、脉搏、呼吸、血压，如有异常，报告医生进行综合评估后处理。

2. 伤口护理

（1）保持眼部伤口敷料干燥固定，在眶周适当加压包扎，以减少渗血、肿胀等。

（2）观察有无新鲜血液渗出以及进行性肿胀等发生，特别是有无血肿压迫眼球及球后血肿压迫神经，如头晕、恶心、呕吐及眼球胀痛等症状。异常情况及时处理。

（3）术后当天闭眼休息，术后 24 ～ 48 小时局部间断冷敷，可缓解眼部肿胀、疼痛与出血。

（4）手术 48 小时后可拆除敷料，使用无菌生理盐水清除眼部分泌物后，嘱患者自然睁眼，经常练习睁眼动作，不抬额头、不扬眉毛、不皱眉头，以利于重睑线的形成。拆除敷料后不要随意用手触碰伤口，伤口局部可外涂红霉素眼膏，以防感染。遵医嘱使用滴眼液（如左氧氟沙星滴眼液等），每日 4 ～ 5 次。

（5）遵医嘱于术后 5 ～ 7 天拆线。

（6）注意观察和倾听患者的主诉，如有无睁眼异物感、视力下降等异常情况。

3. 饮食指导　清淡普通饮食。

4. 常见并发症的观察及处理

（1）水肿和血肿：重睑术后眼周可能会有不同程度淤血和水肿，一般于术后2～3周内逐渐消退。主要与术中止血不彻底、术后加压包扎不规范、术后过早用眼、术后未有效冷敷或患者有凝血机制障碍而术前未作充分准备等有关。防治方法为术前重视患者的出凝血检查；术中细心操作、减轻创伤、有效止血；术后24～48小时常规行局部冷敷，可减轻局部水肿和疼痛；术后严密观察，倾听患者的不适主诉；轻微血肿可于手术48小时后热敷以促进其吸收；重者应及时拆除部分缝线，清除淤血，止血后加压包扎；一旦发生球后血肿，应迅速剪开缝线并行外眦切开术以保护视力等。

（2）感染：睑周血供丰富，抗感染能力较强，术后感染一般较少见。出现感染主要与术区皮肤存在感染灶、术区未严格无菌操作、手术操作粗暴、手术时间过长等有关。防治方法为术前要治愈术区感染灶；严格无菌操作；密切观察伤口有无红、肿、热、痛和分泌物增多等感染征象；发生感染时，应加强局部伤口换药，必要时拆除缝线，遵医嘱口服抗生素等。

（3）眼睑皱襞变浅或消失：如在拆线后即刻出现多是由于操作时误将上睑下垂认为是正常上睑而行重睑术；如为数周或数月后变浅或消失，可能是由于睑板前脂肪和筋膜组织未去除，睑板前皮肤和睑板间未能牢固贴附等；如为缝线法和埋线法手术者，多是由于眼睑皮下脂肪组织过多，埋线或缝线不能长期使上睑真皮层与睑板粘连或埋线结扎脱落。防治方法为术前认真做好手术设计；术后3～6个月排除不稳定因素后，多需要再次手术。

（4）术后双侧不对称：主要与术后水肿、淤血和不对称的睡姿有关；术前存在轻度上睑下垂可在术后由于水肿压迫而加重不对称。防治方法为术后应24～48小时冷敷局部，卧位时尽量平卧并抬高头部，减少低头等动作；应告知术后8周内如无适应证则无须二次手术，待眼睑稳定且无水肿时才可行二次手术。

（5）上睑凹陷：主要与眶脂肪切除过多、眶隔膜与前面的组织粘连等有关。防治方法为轻者可不必处理，重者可采用自体真皮或脂肪移植来矫正。

（6）眼睑闭合不全：主要与上睑皮肤切除过多，切除眼轮匝肌过多或损伤严重以及上睑瘢痕增生等有关。防治方法为轻者可不必处理，重者于术后3个月酌情手术矫正。

四、健康教育

1. 保持眼部伤口敷料清洁干燥，卧位时尽量平卧并抬高头部，减少低头等动作，避免看电视或使用计算机等，减少用眼疲劳。

2. 术后1周内嘱患者勿揉擦、挤压、碰撞眼睑；不要参加剧烈活动。

3. 遵医嘱按时返院拆线。拆线后，重睑线不能使用防瘢痕药物，以免影响重睑线的形成。

4. 术后术区局部青紫、水肿为正常现象，2～3周内逐渐消退。水肿消退后，如仍存在明显不对称、形状不规则等，可再次行修补手术。手术最佳恢复时间有个体差异，一般术后3～6个月可恢复自然。

5. 门诊随访计划，包括随访时间及形式。

第2节 上睑下垂矫正术

一、概　　述

上睑下垂多是由于上睑提肌功能减弱或消失，平视前方时，上睑覆盖角膜上缘超过2mm，即可确诊。根据病因不同，上睑下垂可分为先天性上睑下垂和后天性上睑下垂。先天性上睑下垂多是由于上睑提肌发育不全或支配它的运动神经即动眼神经发育异常、功能不全所致，多为双侧受累，也可为单侧，有家族遗传倾向。后天性上睑下垂主要是由于外伤、动眼神经病变、重症肌无力、老年性上睑下垂、机械性上睑下垂和假性上睑下垂等导致。上睑下垂不仅影响患者的外观，还会由于视线受阻，逐渐因代偿而养成视物时仰头、皱额、耸肩等习惯，并可能影响颈椎的发育，引起失用性弱视、近视和散光等。上睑下垂术前及术后 1 周效果对比图见图 6-3 和图 6-4。

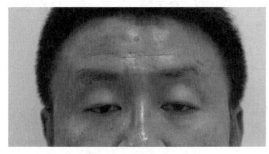

图 6-3　上睑下垂术前

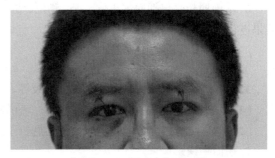

图 6-4　上睑下垂术后 1 周

二、护理评估

（一）健康史

询问患者有无基础疾病，特别是有无出血倾向的疾病、高血压、尚未控制的糖尿病等；如在口服阿司匹林或活血化瘀药物，需在专科医生的指导下停用或改用其他替代药物后方可安排手术；有无过敏史；是否为瘢痕体质；手术应避开月经期、妊娠期。

（二）身心状况

1. 生命体征　体温、血压、脉搏、呼吸等。

（1）体温 ≥ 37.5℃，合并咳嗽、鼻塞、流涕等上呼吸道感染症状，需治愈后再安排手术。

（2）血压、脉搏异常者，需综合评估后给予处理。

2. 专科情况　协助医生评估患眼视力、上睑下垂程度、上睑提肌肌力、额肌肌力等；观察眼周皮肤有无急、慢性炎症；如有结膜炎、睑缘炎、泪囊炎、严重沙眼等，需治愈后方可手术。

3. 心理、社会状况

（1）评估患者的心理状态：上睑下垂可能会影响患者的心理及社交关系，表现为焦虑、悲观和社交障碍等。轻度的心理问题可通过心理护理得以缓解，重度的心理问题需专业的心理治疗师进行干预后再行手术治疗。

（2）了解患者及其重要家属对手术的预期：了解其对疾病的认识，术前进行充分沟通和指导，告知其手术方式、注意事项及可能出现的并发症等，使患者及家属对手术效果有一个恰当的预期。对于犹豫不决的患者，应暂停手术。

（三）辅助检查

辅助检查包括血细胞分析、出凝血检查、感染免疫学检测（乙肝、丙肝、HIV、梅毒）等实验室检查。

三、护理措施

（一）术前护理

1. 核对患者身份信息，包括手术部位、各项医疗文书及检查是否完善，协助签署各类医学沟通单，如手术同意书等。

2. 介绍手术方式及注意事项等，以取得患者及家属的密切配合。

3. 饮食指导　局麻手术者，不必禁食；全麻者术前 6 小时禁食。

笔记

23

4. 术前戒烟戒酒。

5. 术前彻底清洗面部尘埃及化妆品；根据需要医生会为患者作局部画线设计，画线后，嘱患者勿沾水，保持画线清晰固定不掉色。

6. 术前照相，包括面部正位、45°侧位、90°侧位、睁闭眼、微笑等，妥善保存，以便与术后效果进行比较。

（二）术后护理

1. 生命体征 体温、血压、脉搏、呼吸等。

（1）体温≥37.5℃，合并咳嗽、鼻塞、流涕等上呼吸道感染症状，需治愈后再安排手术。

（2）血压、脉搏异常者，需综合评估后给予处理。

2. 伤口护理

（1）保持伤口敷料干燥固定，取半卧位休息，观察有无新鲜血液渗出及局部进行性肿胀等发生。

（2）术后1～2天可拆除敷料，用无菌生理盐水清洗伤口，外涂红霉素眼膏，注意观察伤口有无红肿、瘀斑、分泌物等，有无角膜刺激症状。一般于术后7天拆线。

（3）如患者因局部肿胀导致暂时性眼睑闭合不全，可指导其白天使用滴眼液滴眼以保持眼部湿润，每日4～5次；夜间使用红霉素眼膏涂眼，直至夜间睡眠时角膜不暴露。

3. 饮食指导 普通饮食。

4. 常见并发症的观察及处理

（1）出血：主要与术中未彻底止血、术后未进行有效加压包扎以及未有效冷敷等因素有关。轻度出血可按压止血、冷敷等；严重者须拆除切口缝线止血，止血后加压包扎。

（2）暴露角膜炎：患眼出现畏光、流泪、充血和水肿等。多为眼睑闭合不全，角膜暴露且未正确护理所致。术后每日遵医嘱用滴眼液滴眼4～5次，每晚睡前用红霉素眼膏涂眼；保护双眼，避免强光刺激；必要时可再次手术进行调整。

四、健康教育

1. 保持眼部伤口敷料清洁干燥，适当抬高头部休息，术后7天内多闭眼休息，避免看电视或使用计算机等，避免用眼疲劳，以利于下移的额肌与睑板的愈合。

2. 手术7天后适当活动双眼，如皱眉、睁眼、闭眼等动作；训练额肌的睁眼、闭眼功能。

3. 如有双眼包扎者，切忌自行下床活动，避免跌伤以及外伤造成术中悬吊的缝线脱落，导致手术失败；勿用力揉眼，以免眼部充血，影响伤口愈合；眼睑未正常闭合之前，外出可佩戴墨镜，避免过强的阳光或紫外线刺激眼睛，造成角膜损伤。

4. 遵医嘱按时拆线，拆线后短期内眼部如有干涩不适，可继续使用滴眼液。

5. 门诊随访计划，包括随访时间及形式。

6. 如有不适，及时返院就诊。

第3节　眼袋矫正术

一、概　　述

眼袋主要是由于眶内脂肪过多，或下睑皮肤、眼轮匝肌、眶隔和内眦韧带等结构的薄弱、松弛及张力减退等所致。前者常见于原发性眼袋，多见于年轻人，常有家族史；后者常见于继发性眼袋，表现为下睑皮肤松弛、堆积，眶内脂肪脱出垂挂呈袋状，外眦位置下移，下睑缘与眼球贴合不紧密，下睑缘弧度增加，下泪点外移溢泪等，多见于中老年人。眼袋的形成与遗传、生活环境、

笔记

用眼习惯、饮食营养、睡眠、职业等多种因素有关。

　　眼袋矫正术是通过修复和加强下睑各层组织结构，达到减轻或消除下睑臃肿、松弛的效果。根据手术切口入路的不同，可将手术方式分为两类：结膜入路眼袋整形术（内切法）和皮肤入路眼袋整形术（外切法）。眼袋术前及术后 1 周效果对比图见图 6-5 和图 6-6。

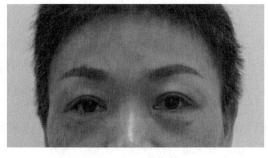
图 6-5　眼袋术前

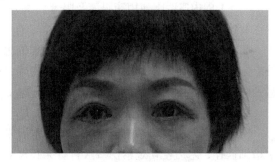
图 6-6　眼袋术后 1 周

二、护 理 评 估

（一）健康史

　　询问患者有无基础疾病，特别是有无出血倾向的疾病、高血压、尚未控制的糖尿病等；有无口服活血化瘀药物或降压药等；有无过敏史；是否是瘢痕体质；手术应避开月经期、妊娠期。

（二）身心状况

　　1. 生命体征　体温、血压、脉搏、呼吸等。

　　（1）体温≥37.5℃，合并咳嗽、鼻塞、流涕等上呼吸道感染症状，需治愈后再安排手术。

　　（2）血压、脉搏异常者，需综合评估后给予处理。

　　2. 专科情况　协助医生评估下睑皮肤、眼轮匝肌松弛程度以及脂肪突出的位置等；眼部有无急、慢性感染；眼球有无过凸、过凹或眼睑退缩等。

　　3. 心理、社会状况

　　（1）评估患者的心理状态，有无焦虑、抑郁等心理问题，必要时报告医生暂缓手术。

　　（2）了解患者对手术的预期。了解其对疾病的认识，术前进行充分沟通，告知眼袋不可能通过手术得到完全去除，且眼袋修复手术也不是一劳永逸的手术，手术 3～4 年后仍可能复发。解释眼袋的手术方式、注意事项，术后水肿消退时间、手术效果和可能出现的并发症（如皮肤入路手术后 1～2 个月切口瘢痕可能比较明显）等。对于治疗方式犹豫不决或抱有不切实际期望的患者，应谨慎为其手术。

（三）辅助检查

　　辅助检查包括血细胞分析、出凝血检查、感染免疫学检测（乙肝、丙肝、HIV、梅毒）等实验室检查。

三、护 理 措 施

（一）术前护理

　　同上睑下垂矫正术。

（二）术后护理

　　1. 生命体征监测　包括体温、脉搏、呼吸、血压，如有异常，报告医生进行综合评估后处理。

2. 伤口护理

（1）保持眼部伤口敷料清洁干燥固定，取半卧位休息。

（2）术后24～48小时可局部冷敷，适当加压包扎伤口；48小时后可拆除敷料，用无菌生理盐水清洗眼部；术后7天拆线。

（3）1周内遵医嘱使用滴眼液及眼膏。

3. 饮食指导　清淡普通饮食。

4. 疼痛护理　对于外切法眼袋整形手术的患者，因术中可能会将下睑板外侧缘或外眦韧带向外上方牵拉，固定于眶外侧缘骨膜或骨孔内等，患者在术后，特别是咳嗽、打喷嚏等动作时可能感到明显疼痛，可指导患者适当口服镇痛药物。

5. 常见并发症的观察及处理

（1）血肿：主要与术中未彻底止血，术后未进行有效加压包扎和冷敷等有关。防治方法有术中精细操作，术后密切观察伤口敷料有无新鲜血液渗出，有无进行性肿胀、淤血、主诉眼球剧烈胀痛等；轻微出血可通过冷敷及适当加压缓解，48小时后行理疗及局部热敷；严重者须拆除切口缝线止血，以免血液渗入眼球后形成血肿压迫视神经而导致失明等。

（2）溢泪：主要是由于伤口水肿和收缩，对泪液排流产生机械性干扰所致，一般发生在术后数天，症状随局部水肿消退而消失。

（3）眼睑闭合不全：可能是由于瘢痕挛缩，术后短期内下睑出现轻度退缩，造成眼裂轻度闭合不全，一般数月后症状逐渐好转。防治方法有术中避免过多使用电刀和电凝；术后遵医嘱使用滴眼液保护双眼。

（4）下睑外翻或睑球分离：主要与皮肤、眼轮匝肌切除量过多；切口感染，瘢痕形成，牵拉下睑；术后组织肿胀，不适当加压包扎后出现轻度外翻和睑球分离等有关。防治方法有手术应掌握好皮肤肌肉的切除量，原则是宁少勿过，力求适中；轻者给予局部按摩、热敷等，一般在数月后可恢复正常；如出现明显的睑外翻，保守治疗3～6个月后再行手术矫正。

（5）感染：眼睑血液循环丰富，感染较少见。如发生感染，主要与术前眼部或眼周存在感染灶，术中未严格遵守无菌操作，术中操作粗暴导致组织损伤严重等有关。防治方法有术前眼部或眼周存在感染灶者需治愈后方可手术；术中严格无菌操作；术后严密观察伤口有无红、肿、热、痛及脓性分泌物等表现；一旦发生，应加强局部换药，使用碘伏消毒，必要时使用外用抗生素，如未改善，应尽早拆线并引流，必要时口服抗生素治疗。

（6）瘢痕：主要与手术切口较长以及患者易感体质等有关。防治方法有术前应评估患者是否为瘢痕易感体质，瘢痕易感体质者应谨慎手术治疗；术后切口愈合后尽早使用防瘢痕药物3～6个月；饮食清淡，避免阳光暴晒等。

四、健康教育

1. 保持伤口敷料清洁干燥，如手术切口有血痂或分泌物，可用无菌生理盐水棉签擦拭。

2. 术后多闭眼休息，1周内避免过度用眼；保持半卧位，以免头部位置过低而加重切口肿胀。

3. 术后1周内避免揉擦、挤压或碰撞眼睑，避免热敷。

4. 术后局部可有轻度皮下组织淤血，一般在1周左右吸收。如伤口出现进行性肿胀、出血或眼部不适等，应及时返院处理。

5. 遵医嘱按时返院拆线和复查。

第7章

耳部手术的护理

第1节 外耳畸形矫正修复术

一、概　述

常见的外耳畸形主要有小耳畸形综合征、招风耳、杯状耳、隐耳以及由于外伤等原因导致的耳郭缺损等。耳郭位于头部的两侧，左右对称，上端与眉弓上缘水平线齐平，下端与鼻底水平线齐平，与颅侧壁的夹角为 30° 左右。

1. 招风耳　耳甲与耳舟夹角角度大于 90°，甚至达到 150° 及以上，颅耳角大于 45° 甚至 90°，对耳轮消失，重者耳郭上半部分失去正常的凹凸状结构，是一种较常见的先天性耳郭畸形（图 7-1）。一般认为是由于胚胎期耳轮形成不全或耳甲软骨过度发育所致。招风耳整形术是指重新形成对耳轮及其上脚，降低耳甲壁高度，减小舟甲角及颅耳角至正常范围的手术。

2. 杯状耳　主要有 4 个特征：卷，耳郭卷曲，轻者为耳轮自身折叠，重者整个耳郭上部下垂，甚至盖住外耳道，与小耳畸形的鉴别在于其翻转后仍能呈现大部分耳郭结构；小，耳郭的长度

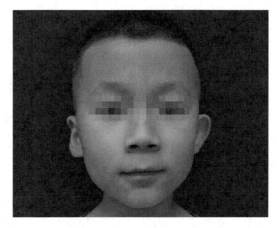

图 7-1　一侧招风耳

变短，致使耳郭较正常耳郭小；矮，耳郭上部位置下移，低于正常侧耳郭高度，若为双侧畸形，则低于眉毛水平线；招，杯状耳耳郭前倾。杯状耳（图 7-2）对容貌的影响较大，也会影响佩戴眼镜等，特别是耳郭下垂遮盖住外耳道口者，更应尽早手术，以免影响听力。手术以延长耳轮长度、抬高耳郭上极的高度、矫正耳郭卷曲等为目的。

3. 隐耳　表现为耳郭上半部埋入颞部头皮的皮下，无明显的耳后沟，如用手指向外牵拉耳郭上部，则能显露出耳郭的全貌，但松开后，皮肤的紧张度和软骨的弹性又使其恢复原状（图 7-3）。隐耳除对容貌产生影响外，还由于耳郭上部埋入皮下，无耳颅沟，患者不能佩戴眼镜，淋浴时水易流入耳道内，影响生活质量。

二、护理评估

（一）健康史

询问患者有无基础疾病及特殊用药；有无过敏史；是否是瘢痕体质等。

（二）身心状况

1. 生命体征　体温、血压、脉搏、呼吸等。

（1）体温 ≥ 37.5℃，合并咳嗽、鼻塞、流涕等上呼吸道感染症状，需治愈后再安排手术。

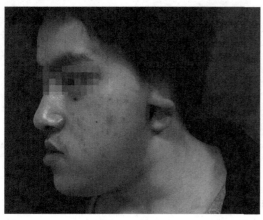

图 7-2　杯状耳

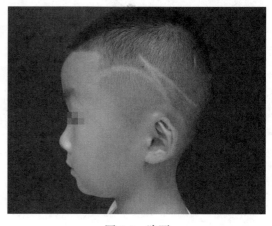

图 7-3　隐耳

（2）血压、脉搏异常者，需综合评估后给予处理。

2. 专科情况　评估耳郭形状及大小，听力情况，双侧耳郭的对称性，有无中耳炎、乳突炎、耳郭及周围皮肤软组织炎症等。

3. 心理、社会状况

（1）评估患者及其家属的心理状态：外耳畸形可能会影响患者的心理及社交关系，表现为焦虑、抑郁、悲观和社交障碍等。轻度的心理问题可通过心理护理得以缓解，重度的心理问题需专业的心理治疗师进行干预后再行手术治疗。

（2）了解患者及主要家属（如父母等）对手术的预期：了解其对疾病的认识，术前进行充分沟通，解释手术方式和围手术期注意事项等。因外耳整形是能在儿童时期实施的美容手术，很多患者为儿童，因此要与患者的父母进行深入有效的沟通，建立合理的期望。

（三）辅助检查

1. 心电图、胸部 X 线检查。

2. 实验室检查包括血细胞分析、血液生化检查、ABO 血型 +Rh 血型、出凝血检查、感染免疫学检测（乙肝、丙肝、HIV、梅毒）等，采血前嘱患者禁食禁饮 8 小时以上。

三、护 理 措 施

（一）术前护理

1. 饮食指导　术前 8 小时禁食。

2. 术前戒烟戒酒。

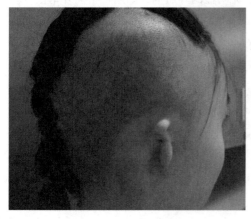

图 7-4　术前皮肤准备

3. 术前 2 天洗头，注意勿抓破头皮。女性患者剃去患耳耳后发际上 10cm 范围头发，余下头发向健侧梳理成辫（图 7-4），男性患者可剃光头。

4. 准备术中用药，如抗生素等，告知药物名称、作用及不良反应等。

5. 术前医学照相，作为手术前后对比，包括头部前正位、90° 侧位、45° 侧位、头部后正位，正侧位像应包括周围发际，头发不能掩盖耳部任何部分。

6. 术晨再次评估患者的生命体征以及有无上呼吸道感染，女性患者有无月经来潮等；协助患者更换衣服，取下可活动义齿，取下首饰特别是金属饰品，以防术中使用电刀致局部导电灼伤。

7. 术前 30 分钟建立静脉通道，便于术前及术中用药，注意妥善固定留置针。

（二）术后护理

1. 意识评估及生命体征监测

（1）评估患者意识恢复程度，未完全清醒者，注意拉起床栏，预防跌倒或坠床。

（2）包括体温、脉搏、呼吸、血压，如有异常，报告医生进行综合评估后处理。

2. 体位护理　麻醉清醒后可取半卧位、健侧卧位，以减轻耳部术区伤口出血及术区组织水肿。鼓励早期下床活动。

3. 伤口护理

（1）保持耳部伤口敷料干燥固定，松紧适宜，包扎时可做成面包圈样，中间空心部位置患耳以防患耳受压。

（2）健侧卧位，以防患耳受压，夜间睡觉时，可佩戴耳罩保护。

（3）指导患者术后 7 天返院拆线。

4. 饮食护理

（1）评估有无咽干、咽痛或咳嗽咳痰等，告知患者这些症状多系全麻气管插管导致的不适，指导术后 2 小时适量饮水，必要时含服润喉片，以缓解咽部不适症状。

（2）麻醉清醒 6 小时后进食少量清流质饮食（≤ 1000ml），术后 24 小时后恢复普通饮食。尽量避免患侧用力咀嚼，以减轻耳部伤口疼痛，食物硬度应逐渐过渡；进食高蛋白、高维生素、清淡、易消化饮食。

5. 心理护理

（1）主动关心患者及家属，对术中情况及术后配合要点进行详细介绍，如早期进食、早期下床及疼痛护理等。

（2）对于儿童，要结合其特殊的心理特点，给予针对性的心理护理，如指导家属多陪伴患儿，并对其在治疗过程中表现出的勇敢行为进行肯定和赞扬，促使其密切配合治疗，早日康复。

6. 用药护理

（1）遵医嘱正确用药，并注意观察有无不良反应。如使用静脉镇痛泵期间的胃肠道反应，如恶心、呕吐等，应及时对症处理和追踪复评。

（2）告知患者药物的主要作用及不良反应（包括口头及书面宣教）等，使其主动发现不良反应并告知医护人员，以便能及时处理。

第 2 节　耳 再 造 术

一、概　述

先天性小耳畸形（图 7-5），是由于胚胎时期发育异常引起的外、中耳畸形，多数还伴有同侧下颌骨和面部软组织的发育不良。目前耳再造术是治疗小耳畸形的最佳方法：首先是应用耳后皮肤扩张法（一期手术）在局部获得"额外"皮瓣；然后取出耳后扩张器，切取自体肋软骨雕刻为耳郭模型行耳郭再造术（二期手术）；最后行再造耳修整、耳屏成形术（三期手术）等。自体肋软骨耳郭再造因形态逼真，组织相容性好，是目前最理想的耳郭支架；皮肤扩张技术可增加耳后无

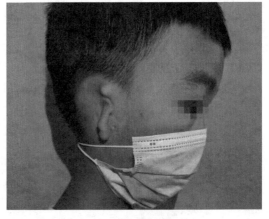

图 7-5　先天性小耳畸形

毛发区的皮肤，扩张后的皮肤与周围皮肤色泽、质地相近，同时扩张后的皮肤较薄，血运良好，耳郭精细结构显示清晰。

耳再造一期手术

一、护理评估

（一）健康史

询问患者有无基础疾病，特别是有无出血倾向的疾病等；有无过敏史；女性患者询问月经史和妊娠史，手术应避开月经期、妊娠期。

（二）身心状况

1. 生命体征 体温、血压、脉搏、呼吸等。

（1）体温≥37.5℃，合并咳嗽、鼻塞、流涕等上呼吸道感染症状，需治愈后再安排手术。

（2）血压、脉搏异常者，需综合评估后给予处理。

2. 专科情况 检查耳郭外形，听力情况，有无中耳炎、乳突炎、耳周皮肤感染等。对于青春期有痤疮的患者，局部可用中性洗面奶清洗后外涂红霉素眼膏等。

3. 心理、社会状况

（1）先天性小耳畸形的患者常有自卑心理，对他人的目光和言语交谈比较敏感，医护人员应主动给予关爱，评估其有无焦虑、抑郁等心理问题。必要时给予心理疏导或请专业的心理治疗师行心理干预，严重者应暂缓手术。

（2）充分了解患者及其主要家属对手术的预期。详细介绍小耳畸形的发病原因、耳部正常结构及治疗方法，告知耳郭再造仅能在一定程度上改变外形，不能修复内耳及改善听力，使其对手术效果有合理的期望。必要时请耳鼻喉科专家会诊，评估后期是否可再行外耳道成形和听力重建术。对于抱有不切实际想法的患者及其家属，应慎重为其手术。

（三）辅助检查

1. 心电图、胸部 X 线检查。

2. 实验室检查包括血细胞分析、血液生化检查、ABO 血型 +Rh 血型、出凝血检查、感染免疫学检测（乙肝、丙肝、HIV、梅毒）等，采血前嘱禁食禁饮 8 小时以上。

二、护理措施

（一）术前护理

同本章第 1 节。

（二）术后护理

1. 意识评估及生命体征监测

（1）评估患者意识恢复程度，未完全清醒者，注意拉起床栏，预防跌倒或坠床，必要时给予适当的约束。

（2）床旁安置心电监护仪，动态监测患者的体温、心率、呼吸、血压、氧饱和度等，如有异常，及时给予处理。

2. 体位护理 麻醉清醒后可取半卧位、健侧卧位，以减轻耳部术区伤口出血及术区组织水肿；鼓励早期下床活动，术后当日即可下床轻微活动。

笔记

3. 伤口护理

（1）保持耳部伤口敷料干燥固定，观察有无渗血渗液或松脱等。

（2）术后取健侧卧位，避免耳郭受压。

（3）一般术后 10 ～ 14 天拆线。

4. 管道护理

（1）保持耳部血浆引流管通畅，术后当日应每小时监测血浆引流液的颜色、量、性状及血浆引流管负压的有效性等。如短时间内突然有大量鲜红色血性液流出时，应及时通知进行处理；如负压无效或无引流液引出时，应先检查血浆引流管有无打折、堵塞、脱管、负压漏气等，也需及时处理，以保证术后创腔残余渗液的有效引流。

（2）有效固定耳部血浆引流管，采用二次固定法（图 7-6），以防引流管意外拔出。

（3）带管期间应评估非计划拔管风险，加强巡视和宣教，特别是患者夜间熟睡后及下床活动时，一旦发生意外拔管及时通知医生处理，如重置引流管等。

（4）拔除耳部血浆引流管：一般术后 3 天引流量明显减少、颜色变淡时可拔除。若引流量过多可适当延长引流时间。

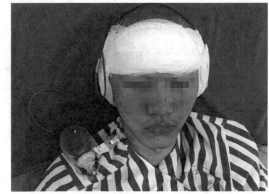

图 7-6　二次固定法

5. 饮食护理

（1）评估患者术后有无咽干、咽痛或轻微咳嗽等，指导术后 2 小时适量饮水，必要时含服润喉片，以缓解咽部不适症状。

（2）饮食护理：麻醉清醒 6 小时后进食少量清流质饮食，术后 24 小时后恢复普通饮食。避免进食过硬、咀嚼时间较长的食物，以免引起耳部伤口疼痛，忌辛辣、刺激食物。饮水或进食时应少量多次，防呛咳或误吸。

6. 心理护理　患者多为儿童，术后伤口疼痛、体位限制等不适，均可能导致患者出现焦虑、烦躁等情绪，医护人员应主动给予关心，指导家属可通过音乐、游戏等形式，转移其注意力，并且肯定其在治疗过程中表现出的勇敢行为，促使其密切配合治疗，以便早日康复。

7. 用药护理　遵医嘱正确用药，告知患者及其家属药物的主要作用及不良反应等，使其参与医疗安全，主动发现不良反应并告知医护人员，以便能及时处理。

8. 常见并发症的观察及处理

（1）血肿：表现为术区肿胀、疼痛、皮肤瘀血，可触及皮瓣剥离区明显膨隆、按之有波动感。防治方法为术前有出血倾向者慎重考虑手术；术中准确掌握分离平面，彻底止血；术后向扩张器内注射少许生理盐水以压迫止血；保持创腔血浆引流负压的有效性；术后严密观察术区情况并询问患者的主观感受；一旦发生血肿应及时引流，必要时再次手术清除血肿、彻底止血。

（2）感染：表现为扩张区疼痛、局部发红、皮温升高和白细胞升高等。防治方法为术中及术后换药时应严格无菌操作；术后预防性使用抗生素；已有明确感染者，查明原因后给予对症治疗，必要时取出扩张器。

（3）扩张器外露：常发生于扩张器注水期间，由于扩张囊内压力过高引起皮肤坏死或切口愈合较差及分离平面较浅等（图 7-7）。防治方法为扩张器一般不能放在瘢痕区内；手术剥离的腔隙应比扩张

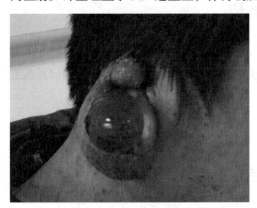

图 7-7　扩张器外露

器稍大，放置时尽量使扩张器折叠处位于底面；拆线后1周伤口完全愈合后才能注水，单次注水量不能过多以免引起扩张囊内压力过高；注水期间嘱患者保持耳部及周围皮肤清洁；一旦出现扩张器外露，可放出适量的扩张液以减少切口张力或取出扩张器重新放置。

（4）切口裂开：由于扩张皮肤过快、缝合技术不佳或拆线过早等所致。防治方法为对于青年男性、头皮较厚、张力较大者，可将拆线时间延迟至术后2周及以上；一旦发生，可在无菌条件下进行缝合；如为扩张后期，扩张皮瓣组织量已基本足够，且扩张囊周围已有纤维包膜形成，虽然裂开部分出现囊外露，但一般不会导致感染，应尽快入院取出扩张器行耳郭再造术。

三、健康教育

1. 保持耳部伤口敷料清洁、干燥、固定，遵医嘱换药和拆线。
2. 向患者及其家属交代术后扩张器注水的目的、方法及配合事项。
3. 告知术后注水的时间安排：拆线后1周来院评估扩张器置入处局部无感染或伤口裂开等异常情况后开始定期注水，每周2～3次，每次3～5ml，具体注水量根据患者年龄、注水次数、皮肤状况等情况而定。
4. 正常的扩张皮瓣应光滑、红润、逐渐增大、皮温同体温且无痛感（图7-8）。如扩张皮瓣出现苍白、发绀、红、肿、热、痛，注水后不见扩张或扩张后皮瓣破溃等，应立即来院就诊。
5. 扩张器注水期间，应保持扩张皮肤的清洁卫生和完整无破损，可佩戴耳罩（图7-9），保护扩张皮肤，避免挤压、碰撞、防蚊虫叮咬、防晒等。青春期患者，应进行痤疮的预防与皮肤护理，特别注意面颈部的清洁卫生。
6. 完成注水扩张后需休息1个月，待扩张的皮瓣稳定后，再行耳再造二期手术。

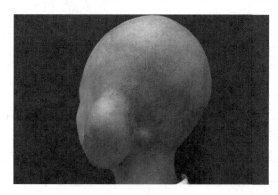 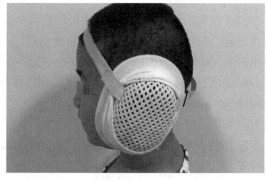

图7-8　正常扩张皮瓣　　　　　　　　图7-9　耳罩

耳再造二期手术
一、护理评估

（一）健康史

询问患者有无基础疾病，特别是有无出血倾向的疾病等；有无过敏史；女性患者询问月经史和妊娠史，手术应避开月经期、妊娠期。

（二）身心状况

1. 生命体征　体温、血压、脉搏、呼吸等。
（1）体温≥37.5℃，合并咳嗽、鼻塞、流涕等上呼吸道感染症状，需治愈后再安排手术。
（2）血压、脉搏异常者，需综合评估后给予处理。
2. 专科情况　耳部扩张皮瓣及周围皮肤有无破溃、红肿、扩张器外露等。如扩张皮瓣及周围皮肤有感染征象，如疮、痈等，应控制感染后方能手术。

3. 心理、社会状况　经过前期的充分准备，患者及家属对二期手术既紧张又期盼，可能会对手术方式及手术效果反复询问，医护人员应耐心给予解释；了解患者及其主要家属对手术的预期，并给予科学引导，建立合理的期望。

（三）辅助检查

1. 心电图检查、胸部 CT 检查。拟术中取肋软骨者行胸部 CT 了解肋软骨发育情况等；护理人员应做好检查相关的健康宣教工作，如 CT 检查时需取下金属类的饰品等。

2. 实验室检查包括血细胞分析、血液生化检查、ABO 血型 +Rh 血型、出凝血检查、感染免疫学检测（乙肝、丙肝、HIV、梅毒）等，采血前嘱禁食禁饮 8 小时以上。

二、护理措施

（一）术前护理

1. 常规准备同本节耳再造一期手术。

2. 备合适的胸带 1 条，用于二期术后敷料外加压包扎胸部取肋软骨的手术切口，减轻患者术后伤口疼痛。

（二）术后护理

1. 意识评估及生命体征监测

（1）评估患者意识恢复程度，未完全清醒者，注意拉起床栏，预防跌倒或坠床，必要时给予适当的约束。

（2）呼吸：严密观察患者的呼吸型态，由于术中需取第 6 ～ 8 肋软骨用于雕刻耳郭支架，要警惕术中胸膜撕裂而引发气胸的风险。如患者主诉胸闷心悸、呼吸频率加快时，首先排除是否由体位、敷料包扎过紧等导致，其次考虑是否为气胸所致；如为后者，应立即通知医生，及时给予处理。

（3）体温及血压：对低体温者进行保暖，高温者进行降温，如物理降温、药物降温等，并动态监测体温、血压的变化。

（4）疼痛：采用适宜的疼痛评估工具，动态评估疼痛程度、性质、部位及持续时间等。中度及以上的疼痛需及时给予镇痛处理；同时，注意指导患者缓解疼痛的有效方式，如咳嗽、体位变换时用软枕保护胸部伤口部位，采用看电视、听音乐等方式转移其注意力等；注意追踪疼痛缓解的情况。

2. 体位护理

（1）麻醉清醒后可取半卧位、健侧卧位，以减轻耳部术区伤口出血及术区组织水肿。

（2）术后当日可在床上活动，次日下床活动，胸部常规使用胸带加压包扎，以减少患者咳嗽及活动时胸廓的活动度，从而减轻胸部伤口疼痛等。

3. 伤口护理

（1）术后耳部伤口处理方法有伤口全包扎法（图 7-10）、伤口半包扎法（图 7-11）和伤口全暴露法（图 7-12）。注意保持术区（耳部、胸部自体肋软骨供区）敷料清洁干燥，观察有无渗血渗液或松脱等，注意敷料渗血的颜色及血液浸湿

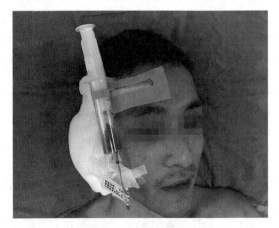

图 7-10　伤口全包扎法

的范围有无进行性扩大等。

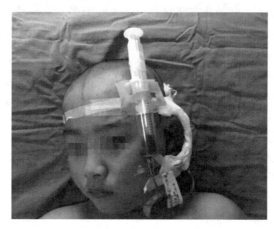
图 7-11 伤口半包扎法

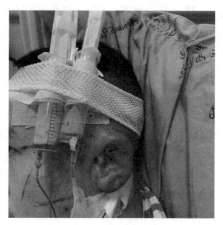
图 7-12 伤口全暴露法

（2）密切观察再造耳皮瓣血液循环情况，包括皮瓣颜色、温度、毛细血管充盈反应、肿胀情况以及有无主诉术区疼痛等。耳部采用半包扎及全暴露的伤口，观察皮瓣血液循环较为直观，如耳部伤口采用全包扎方法，术后可在额部将固定患耳伤口敷料的绷带剪断，从边缘处揭开耳部敷料，无异常情况则原位覆盖保护患耳，在额部绷带剪开处用胶布简单固定，便于下次观察。术后

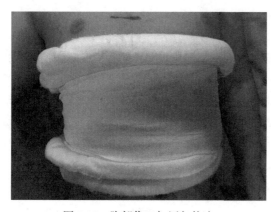
图 7-13 胸部伤口加压包扎法

1～2天每小时1次，2天后每2小时1次。若皮瓣色泽红润，皮温是健侧皮温±2℃，毛细血管充盈反应良好，无肿胀则提示皮瓣血运良好；若皮瓣颜色发白、温度低于健侧皮温2℃以上，指压反应＞5秒，则提示动脉供血不足；若皮瓣颜色暗红或青紫，指压反应＜1秒，皮瓣明显肿胀，则提示静脉回流障碍。

（3）采取健侧卧位，避免患侧耳轮缘皮瓣受压，胸部供区应加压包扎，以减少胸廓活动度，减轻疼痛（图7-13）。

（4）一般术后2周拆线。

4. 管道护理

（1）保持耳部血浆引流管通畅，术后当日应每小时监测空针负压及血浆引流液的颜色、量、性状等。空针负压是否有效，以皮瓣紧贴支架为标准，避免负压过大致皮瓣缺血，如负压无效或血性液体较多（大于空针容量的1/2时）影响负压效果时，应重新更换血浆引流装置，保证术后创腔残余渗液的有效引流。一般情况下手术当日引流量较多、颜色较深，以后逐渐减少、颜色变淡。

（2）有效固定耳部血浆引流管：采用二次固定法，在确保血浆引流管固定妥善的同时，提高患者的舒适度。操作步骤如下。

1）准备胶布，尺寸为10cm×4cm（图7-14），中间剪出1cm×5cm胶布条（图7-15），准备头部弹力网套，宽8～10cm。

2）先贴空针，再贴皮肤，利用弹性拉伸包裹空针（图7-16）。

3）固定针筒，注意胶布不能遮盖刻度。

4）胶布宽的一侧在上面，针柄放在胶布上，以防皮肤受压。

5）采用弹力网套再次固定（图7-17）。

（3）加强巡视和宣教，特别是夜间熟睡后及下床活动时，预防意外拔管。

（4）拔除耳部血浆引流管：一般为术后5天。

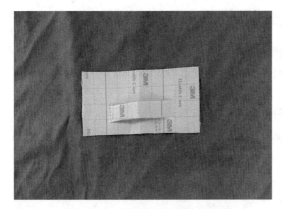

图 7-14　准备胶布 10cm×4cm

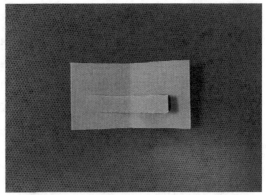

图 7-15　中间剪出 1cm×5cm 胶布条

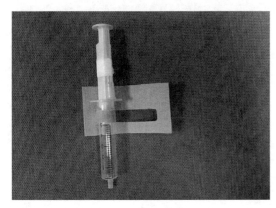

图 7-16　包裹空针

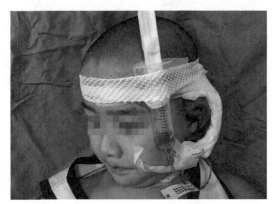

图 7-17　弹力网套再次固定

5. 饮食护理　麻醉清醒 6 小时后进食少量清流质饮食，术后 24 小时后恢复清淡普通饮食，但也应避免进食过硬、咀嚼时间较长的食物，以免引起耳部伤口疼痛。饮水或进食时应少量多次，防呛咳或误吸。

6. 常见并发症的观察及处理

（1）血肿和出血：密切观察耳部伤口渗血情况、再造耳皮瓣颜色、术区肿胀程度、敷料包扎松紧是否合适，询问患者术区有无胀痛等。防治方法为嘱患者正确卧位，勿挤压碰撞耳，避免活动度过大，以免外力导致耳部伤口出血；少量出血可更换敷料，适当加压包扎；出血较多或有血肿形成时应探查原因并对症处理。

（2）皮瓣血运障碍：主要与手术皮瓣张力过大，耳后皮肤组织薄弱，术后包扎过紧等有关。防治方法为术后伤口包扎松紧适宜；无特殊需要，尽可能暴露或半包扎患耳，严密观察再造耳皮瓣的颜色、温度、毛细血管充盈反应、肿胀情况及术区有无疼痛等，有异常情况及时通知医生并处理。

（3）感染：表现为体温升高，再造耳局部发红、肿胀、疼痛等。处理方法为局部换药后使用抗菌敷料或外用抗生素涂抹，皮瓣下放置冲洗管进行冲洗引流，必要时使用抗生素治疗。

（4）气胸：术中取肋软骨雕刻耳支架，有发生气胸的风险，术后应密切观察患者呼吸情况，询问有无胸闷、呼吸困难等不适。如绷带包扎松紧适宜，患者出现呼吸急促、发绀等异常情况时应报告医生紧急处理。

（5）耳部支架外露：耳支架外露的原因较多，早期外露多与外耳皮瓣较薄，皮肤张力较大，皮瓣筋膜的坏死、感染等有关；晚期外露多与皮瓣筋膜挛缩、外伤、支架排异反应等有关。防治方法为嘱患者二期术后避免再造耳受压、受冻、暴晒、牵拉、损伤等，术后 3～6 个月佩戴耳罩保护再造耳；支架外露面积较小，无感染，可换药待其自行愈合；外露面积较大者则需采用带蒂皮瓣转移修复术或皮片移植术进行修复。

35

三、健康教育

1.保持伤口敷料清洁干燥及有效固定，遵医嘱返院换药和拆线。

2.术后3～6个月佩戴耳罩保护再造耳，避免外伤及受压变形等。

3.胸部手术切口愈合前，应避免跑步等剧烈运动。

4.适当控制体重，切忌过度肥胖造成脂肪堆积，影响耳郭形态。

5.门诊随访计划，包括随访时间以及随访形式。三期手术一般在二期术后完成半年以上进行，再根据需要行耳甲腔、耳屏等修整成形。

6.如出院后发生异常情况应及时就诊。

第 8 章

鼻部手术的护理

一、概　述

　　鼻子在面部处于最突出的位置，对人的整体外貌有着较大的影响。鼻子的形态受遗传、环境、意外因素、先天发育等各方面的影响，如东方人鞍鼻（图 8-1）、低鼻较多，西方人驼峰鼻及鹰钩鼻较多。单纯隆鼻术是利用隆鼻材料填充，以改善鼻根和鼻梁塌陷或鼻尖低平等外鼻形态欠佳的一种鼻部整形手术。隆鼻材料包括自体材料如耳软骨、鼻中隔软骨、肋软骨、筋膜、真皮、脂肪等；异体材料如硅胶、膨体聚四氟乙烯、异体骨及软骨材料、异体脱细胞真皮以及各类注射针剂材料等。

　　此外，部分东方人的鼻部除了鼻根和鼻背低，往往还存在鼻尖圆钝、鼻翼宽大和鼻小柱退缩等情况，主要与鼻中隔软骨薄弱、鼻翼软骨发育不良及鼻尖软组织肥厚等因素有关。因此单纯隆鼻术已不能满足患者审美的需求。近年来，我国的鼻整形已逐渐从单纯隆鼻发展到鼻综合整形。鼻综合整形术（图 8-2），是指在隆鼻的同时进行鼻尖及鼻翼修窄、鼻小柱整形等手术，以整体改善鼻部与面部的协调程度。术前设计时应遵循鼻部对称性、平衡性、比例协调、线条美和自然美等原则，同时注意切口隐蔽、操作轻柔和减少创伤。

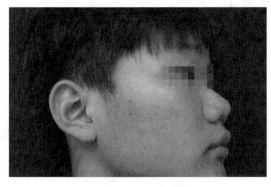
图 8-1　先天性鞍鼻

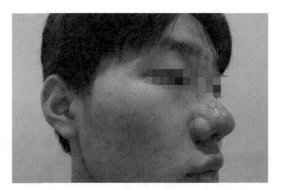
图 8-2　鼻综合整形术后 1 周

二、护理评估

（一）健康史

　　询问患者有无鼻部外伤史、鼻部手术史；了解患者有无血液系统疾病等严重基础病，合并糖尿病者，需平稳控制血糖；如在口服活血化瘀药物，需在专科医生的指导下停用或改用其他替代药物后方可安排手术；有无过敏史，包括有无花粉过敏、哮喘等，术前应进行有效控制，但术后也可能会出现这些症状的加重，并持续数周甚至数月；有无吸烟饮酒史；手术应避开月经期、妊娠期。

（二）身心状况

1. 生命体征　体温、血压、脉搏、呼吸等。

（1）体温≥37.5℃，合并咳嗽、鼻塞、流涕等上呼吸道感染症状，需治愈后再安排手术。

（2）血压、脉搏异常者，需综合评估后给予处理。

2. 专科情况　整个五官的形状、大小、对称性和比例，鼻部外形、大小、宽度、长度和高度，鼻部皮肤的厚度、质地和脂肪特性；有无上呼吸道感染，如流鼻涕、打喷嚏等症状；鼻腔黏膜有无肿胀、糜烂、溃疡、息肉；鼻中隔有无偏曲，鼻通气有无障碍等。

3. 心理、社会状况

（1）评估患者有无焦虑、抑郁等心理问题。如存在轻、中度的心理问题，可给予心理疏导，如存在重度心理问题，特别是对轻微的缺陷表现出过度烦恼的患者，应考虑暂停手术，待其心理问题得到专业治疗后再行手术治疗。

（2）充分了解患者对手术的预期。由于患者对自己的鼻部问题有初步认知，但又无法准确定位，故常有不切实际的需求。针对此类患者，应详细了解其具体需求，进行充分的沟通和指导，可结合计算机成像软件模拟手术效果等技术，综合患者面部特征来选择最适合也最能让其接受的方案；也可选择同类手术患者术前、术后效果对比照片，让患者消除顾虑、配合手术。对于存在不切实际需求的患者，应谨慎为其手术治疗。

（3）了解患者家庭主要成员对患者手术的看法及支持程度，让其一起参与患者手术方案的拟定。

（三）辅助检查

1. 心电图检查、胸部CT检查、鼻部CT检查。如需要取肋软骨作隆鼻材料者应同时行胸部CT检查，以评估肋软骨的条件及有无钙化等；护理人员应做好检查相关的健康宣教工作，如CT检查时需取下金属类的饰品等。

2. 实验室检查包括血细胞分析、血液生化检查、ABO血型+Rh血型、出凝血检查、感染免疫学检测（乙肝、丙肝、HIV、梅毒）等，采血前嘱禁食禁饮8小时以上。

三、护理措施

（一）术前护理

1. 饮食指导　局麻手术可进食普通饮食；全麻手术前8小时禁食，术前2小时禁饮。

2. 术前戒烟戒酒。

3. 练习用口呼吸，适应术后因鼻腔填塞经口呼吸而导致的不适。

4. 清洁面部，修剪鼻毛，特别注意鼻部及鼻腔的彻底清洁，以防术后鼻部夹板固定期间夹板下皮肤感染等。

5. 行抗生素皮试（需要时）、准备术中用药，告知药物名称、作用及不良反应等。

6. 术前医学照相，包括鼻部正位、侧位、左右斜侧位、鼻底位、逆向鼻底位等，妥善保存，以便与术后效果进行比较。

7. 介绍手术方式及术中隆鼻材料，如自体耳软骨、肋软骨或假体等，告知材料的优缺点，综合考虑患者的需求及其鼻部条件，与患者共同选择合适的隆鼻材料。如为取肋软骨者，需备合适的胸带1条，胸带松紧适宜，用于术后加压包扎胸部取肋软骨的手术切口，以限制胸廓活动，减轻患者的疼痛。

8. 术晨再次评估患者有无发热等上呼吸道感染症状，女性患者有无月经来潮；协助更换衣服；取下活动性义齿及首饰等。

9. 术前30分钟建立静脉通道，便于术前及术中用药。

（二）术后护理

1. 意识评估及生命体征监测

（1）评估意识恢复程度，未完全清醒者取平卧位，头偏向一侧，注意拉起床栏，预防跌倒或坠床。

（2）床旁安置心电监护仪，实时监测心率、血压及氧饱和度等，有异常情况及时通知医生处理。严密观察患者的呼吸型态，特别是取肋软骨者，要警惕术中胸膜撕裂而引发气胸的问题，注意有无呼吸频率加快、呼吸困难、胸闷等症状。

（3）疼痛：定时和动态评估疼痛程度、性质、部位及持续时间，必要时给予镇痛处理。指导患者有效咳嗽咳痰的正确方式，如用软枕保护胸部伤口以减轻伤口疼痛。

2. 体位护理　局麻按局麻术后常规护理。全麻清醒后可取半卧位，以减轻头面部肿胀；术中取肋软骨者，胸部使用胸带加压包扎保护，术后第 1 天卧床休息，取健侧卧位，术后第 2 天下床活动。

3. 伤口护理

（1）保持局部（鼻部、耳部或胸部自体软骨供区）伤口敷料清洁干燥并固定妥善，观察有无渗血渗液或松脱等。

（2）观察患者鼻尖血液循环（颜色、温度及毛细血管充盈反应等），鼻部石膏是否固定妥善，鼻部有无歪斜、肿胀等，如有异常，需告知医生及时处理。

（3）指导患者早期（术后 48 小时内）正确有效冷敷，间断冰敷鼻部两侧（图 8-3），禁止挤压鼻部，可缓解鼻部肿胀、疼痛并减少出血。

（4）告知患者维持鼻腔内和外鼻有效固定的重要性。鼻腔内一般会填塞纱条，外鼻多用热塑性夹板固定鼻背，可减轻鼻部水肿及出血，并维持充填物的位置等。

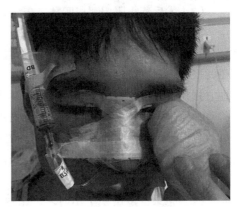

图 8-3　冰敷鼻部两侧

（5）换药和拆线：一般术后 3 天取出鼻腔填塞的纱条，术后 5 天去除鼻背夹板，术后 7～10 天拆线。

（6）换药及拆线注意事项：如纱条被血性液及鼻腔分泌物附着干结不易取出，可适当使用生理盐水浸湿后轻轻取出，严禁暴力取出，以免损伤鼻黏膜；此外，美容缝线很细，可能与鼻毛黏附在一起造成拆线困难，拆线前后可反复使用生理盐水清洗检查，保证缝线全部拆除。

4. 管道护理

（1）保持鼻部空针负压血浆引流管通畅，避免打折、堵塞等，术后当日应每小时检查空针负压的有效性以及血浆引流液的颜色、量、性状等。如空针负压无效或血性液体较多（＞空针容量的 1/2）影响负压效果时，应重新更换空针负压血浆引流装置，保证术后创腔残余血性液的有效引流。

（2）妥善固定鼻部血浆引流管：采用二次固定法（图 8-4），在确保血浆引流管固定妥善的同时，提高患者的舒适度。

（3）带管期间评估非计划拔管风险，加强巡视和宣教。

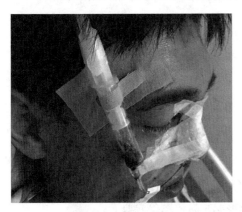

图 8-4　二次固定法

（4）拔除鼻部血浆引流管：一般术后 2 天，引流量较少，颜色变淡即可拔除引流管。

5. 饮食护理

（1）评估有无咽干、咽痛或咳嗽等，告知患者这些症状多系鼻腔内填塞纱布后需要经口呼吸以及全麻气管插管等导致的不适。必要时含服润喉片，以缓解咽部不适症状。此外，由于患者术后鼻腔内填塞纱布，进食时容易出现呛咳等不适，因此进食和饮水均应少量多次进行。

（2）做好饮食指导，麻醉清醒 6 小时后进食少量清流质饮食，逐渐过渡至半流质饮食、普通饮食，避免过度咀嚼而造成伤口出血和假体移位；忌辛辣、刺激、坚硬的食物，禁烟酒。

（3）由于全麻时经口气管插管以及术后鼻腔填塞纱布需经口呼吸等，术后患者口腔容易出现异味、干燥等不适，可用两层湿纱布覆盖口唇，注意加强术后口腔护理，提高患者的舒适度。

6. 心理护理　综合鼻整形术后，由于鼻部肿胀以及供区部位伤口疼痛等，患者往往对"难看"的鼻子难以面对，可能会有短暂的不接受状态。医护人员应主动给予关心，对术中情况进行详细介绍，告知其术后肿胀及疼痛等不适产生的原因及其缓解周期，减轻其焦虑、恐惧情绪。

7. 用药护理

（1）鼻综合整形手术往往手术时间较长，且大多有假体植入，因此预防术后的感染非常重要。常规术后应使用抗生素治疗 1～2 天，以预防术后感染。用药期间注意观察有无过敏等不良反应。

（2）观察全麻术后以及使用静脉镇痛泵期间的胃肠道反应，如有无恶心、呕吐等，并及时对症处理和追踪复评。

（3）术后禁止服用阿司匹林、布洛芬及维生素 E 等，以免导致伤口出血，影响伤口愈合。

8. 常见并发症的观察及处理

（1）血肿：表现为鼻部外观的异常隆起等。主要原因见于患者既往有出血倾向、女性患者处于月经期、服用抗凝药物等可能导致术中出血增多及术后形成血肿；此外也可能是由于术中鼻部血管损伤、止血不彻底，术后压迫不足或由于剥离腔过大等导致。预防方法为完善患者术前凝血检查；手术避开月经期；术中彻底止血；术后维持鼻腔内和外鼻的有效固定。一旦发生，应在血肿机化前尽量把积血抽出；若血肿进行性加重，应重返手术台打开伤口探查并妥善止血，排出淤血；若术后 3～4 天发生肿胀，应先鉴别是血肿还是感染，必要时可穿刺抽吸，若为脓性，应立即打开伤口，取出假体，充分清创后引流。

（2）感染：多由于手术时未严格执行无菌操作所致，面部、鼻腔有感染灶存在，假体消毒不过关等引起。防治方法为严格执行无菌操作与假体消毒；面部及鼻腔如有感染灶应治愈后方可手术；术后应严密观察鼻部有无红、肿、热、痛及脓性分泌物的表现等；如有发生，应加强局部换药、冲洗，使用抗生素治疗，严重时需取出假体，彻底清创，一年后再做鼻修复手术。

（3）鼻外形歪斜：多是由于歪鼻、鼻中隔偏曲矫正术后复发；术中假体腔隙分离过大，肿胀等导致假体移位；假体雕刻不对称，有条索羁绊导致假体歪斜，术后加压包扎时两侧压力不等。防治方法为手术操作应精细规范；术后加压包扎时注意两侧压力均匀；术后 2 周内的假体偏斜多可通过按压手法推动复位，超过 2 周建议术后 6 个月再行手术调整。

（4）假体外露：多由于假体过厚、过长、过大，鼻尖部过高、过尖锐或"L"形假体长臂和短臂过长等原因，使鼻部皮肤或黏膜存在张力，长时间组织磨损所致；局部化脓性感染及排异反应处理不及时可继发穿孔。防治方法为术中应选择和雕刻合适的假体；术后应严密观察鼻部有无发红、脓性分泌物等感染征象，一旦出现应及时予换药后局部外用抗生素，必要时全身用药，如经积极的抗感染治疗仍无好转，怀疑为排异反应导致者，应尽早取出假体，换药处理伤口，并酌情考虑修复手术。

（5）排异反应：表现为鼻部无痛性肿胀伴黄色分泌物，抗生素治疗无效，切口不愈合等。主要与手术适应证掌握不当以及假体类型选择不当等有关。处理方法为及时取出假体，针对发生原因采取相应处理措施。

四、健康教育

1. 保持鼻部及供区伤口敷料清洁干燥及有效固定，告知患者维持鼻腔内和外鼻有效固定的重要性。

2. 保持鼻腔填塞纱条填充妥善，切忌随意拉出，以免引起伤口出血。一般术后 3 天取出鼻腔填塞纱条，可每日使用无菌生理盐水棉签清洗鼻腔，避免形成干痂影响鼻腔通气。

3. 嘱患者勿擦鼻或挤压鼻部，注意保持充填物的位置，告知鼻部石膏及胶布不能自行揭去，以免鼻部填充物移位等。术后 5 天去除鼻背夹板，遵医嘱按时返院进行换药和拆线。

4. 取半卧位或平卧位抬高枕部，利于鼻部肿胀消退，一般术后 1 ～ 2 周肿胀逐渐消退。

5. 勿剧烈活动，避免喷嚏、面部夸张表情动作以及低头、弯腰等，防伤口出血或鼻孔支撑管（鼻孔成形者）脱落，如出现难以避免的咳嗽、喷嚏等情况，应扶住鼻部填塞物。

6. 避免感冒，避免擤鼻涕动作而造成假体移位或鼻涕污染伤口而造成伤口感染。

7. 术后面部清洁时，动作应顺着鼻子形态清洁，不要用力横擦鼻部，避免鼻假体移位；1 个月内避免鼻部受外力撞击，避免戴框架眼镜，注意保持充填物的位置，避免鼻形态受压变形。

8. 使用鼻部支撑管的护理：对于行鼻翼部分缺失修复或鼻孔成形等需要鼻部支撑管的患者，一般需维持使用 3 ～ 6 个月；带管期间，需每日取出鼻部支撑管进行清洁，涂抹少许液体石蜡再轻轻插入鼻孔。

9. 门诊随访计划，包括随访时间及随访形式等。

10. 出院后如发现鼻部出现青紫、鼻假体外露、鼻梁偏斜或下垂，或局部红肿、切口间断流出黄色液体等异常情况应及时就诊。

第 9 章

唇部及下颌手术的护理

第1节 唇裂修复术

一、概 述

唇裂是颌面部最常见的先天畸形，常伴有腭裂。主要是妊娠前 3 个月胚胎口周组织发育受阻致上唇融合缺陷造成的。唇裂的病因主要与遗传、环境、感染、营养、内分泌等因素相关。根据裂隙的程度可将唇裂分为三度：一度为红唇裂开；二度为裂隙超过红唇但未达到鼻底；三度为裂隙从红唇至鼻底全部裂开，常伴有齿槽嵴裂或腭裂。唇裂修复的手术方式目前在临床上尚不统一，但不论采用怎样的方案，都应遵循以下原则：利用整个前唇来形成唇中或上唇的部分；将前唇组织的唇红翻转后用作衬里；前唇部的唇红将用两侧带肌肉的唇红瓣再造，正中部的唇红将来自于两侧的唇组织；尽量不要将两侧唇部皮肤放置到前唇的下部。唇裂修复术前及术后效果对比图见图 9-1 和图 9-2。

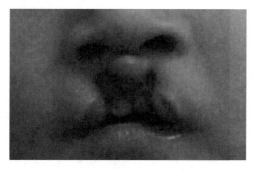 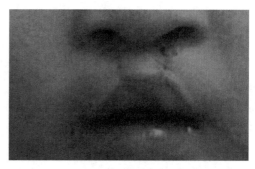

图 9-1 唇裂修复术前 　　　　　　　　　　　图 9-2 唇裂修复术后

二、护 理 评 估

（一）健康史

评估年龄、饮食习惯、营养状况、过敏史、有无吸烟饮酒等不良嗜好，是否合并高血压、糖尿病等疾病，是否有家族史。

（二）身心状况

1. 生命体征 体温、血压、脉搏、呼吸等。

2. 专科情况 评估唇部畸形的类型和程度，有无伴发的其他畸形，有无口腔黏膜溃疡、破损。面部有无疱疹、疖、湿疹或其他皮肤病等。

3. 心理、社会状况

（1）评估患者和家属的心理状况、对疾病的认知以及对治疗的预期，与其充分沟通，帮助正确认识疾病，了解治疗方法可能达到的效果，消除顾虑，配合手术。

（2）评估患者是否存在自卑和失落，必要时行心理辅导，帮助其认识自我价值，重拾生活的勇气和信心。

（三）辅助检查

1. 心电图检查、胸部 X 线检查。

2. 实验室检查包括血细胞分析、血液生化检查、ABO 血型 +Rh 血型、出凝血检查、感染免疫学检测（乙肝、丙肝、HIV、梅毒）等。

三、护理措施

（一）术前护理

1. 入院后协助完善各项相关检查。

2. 告知术前应注意保暖，保持室内空气清新，衣着薄厚恰当，预防上呼吸道感染，以免影响手术计划。

3. 术前皮肤准备，术前 1 天清洁上下唇、口周及鼻部，可用无菌生理盐水棉签清洁鼻腔。

4. 术前医学照相，包括全面部正位、45° 侧位、90° 侧位三个角度照片，便于术后效果对比。

5. 准备限制双手活动的束缚带或夹板，以束缚手部运动，以免术后抓伤术区。

6. 1 岁以内婴儿术前 4 小时禁奶、水，1 岁以上术前 6 小时禁食禁饮。特别强调家属在禁食水前一定要将其喂饱，以免禁食水时间过长引起哭闹。

7. 指导家属改用汤匙或滴管喂养，以改变吸吮的习惯，防止术后因吸吮造成伤口裂开、疼痛、出血，影响手术效果。

8. 术晨评估有无感冒、发热及上呼吸道感染等。

（二）术后护理

1. 意识评估及生命体征监测

（1）评估意识恢复程度，全麻苏醒前有时会出现躁动、幻觉、意识不清等表现。注意妥善固定各类引流管等，采取保护性约束，必要时遵医嘱给予镇静剂。

（2）密切监测生命体征，发现异常，及时处理。

2. 体位护理　麻醉清醒前，去枕平卧，头偏向一侧，保持呼吸道通畅，密切观察呼吸情况，及时清除口、鼻腔分泌物，防止窒息。

3. 伤口护理

（1）注意保护伤口，至少使用自制唇弓 10 天，以减少切口张力，并防止与外物碰触。

（2）做好口腔护理，术后次日晨应进行口腔清洁，擦洗口腔内血痂，每日口腔护理两次，每次餐后用少量温水冲净食物残渣，以保持口腔卫生和伤口清洁。

四、健康教育

1. 指导家属清洁唇部及牙槽骨的方法，出院后保持伤口干燥、清洁。

2. 出院后做好伤口防护，防止外伤导致伤口裂开，必要时采取保护性约束。

3. 婴幼儿术后用汤匙或滴管喂食营养丰富的流食，喂食时尽量不要接触伤口，以免引起伤口感染。术后 10 天方可吸吮母乳或用奶瓶喂养。

4. 正常愈合的伤口可在术后 6 ～ 7 天拆线，继续戴唇弓 1 周，术后 1 个月返院复查。唇部进行瘢痕注射治疗，同时可局部涂擦抗瘢痕药物。

5. 使用唇弓期间，应仔细观察皮肤是否对胶布有过敏反应，是否有皮肤压伤，如发现需及时拆除。

6.部分需分期手术的双侧唇裂患者，行单侧手术后 3～4 个月行对侧手术。

7.术后 3 个月内复诊，如发现唇部或鼻部的修复仍有缺陷，可考虑适当时间施行二期整复术。

第2节　腭裂修复术

一、概　　述

腭裂是由于胚胎早期原腭正常发育受阻而致上腭未能正常联合，形成不同程度裂开的先天性疾病，常与唇裂同时存在，发病原因基本同唇裂。根据腭部裂隙的不同程度可将腭裂分为软腭裂、不完全性腭裂、单侧完全性腭裂、双侧完全性腭裂、悬雍垂裂、黏膜下裂和软硬腭交界处裂孔。腭裂畸形造成的多种生理功能障碍，特别是语言功能障碍和咬合不正，对生活、工作、学习均带来不利影响，在成长过程中易造成心理障碍。

腭裂修复的手术方法主要有：封闭裂隙、延伸软腭长度、恢复软腭生理功能为主的腭成形术；缩小咽腔、增进腭咽闭合为主的咽成形术。其治疗方法除外科手术外，还应采用一些非手术治疗，如正畸治疗、缺牙修复、语音训练及心理治疗等综合序列治疗，以恢复腭裂的解剖形态和生理功能、重建良好的腭咽闭合及获得正常语音。

二、护理评估

（一）健康史

评估年龄、饮食习惯、营养状况、过敏史、有无吸烟饮酒等不良嗜好，是否合并高血压、糖尿病等疾病，是否有家族史。

（二）身心状况

1.生命体征　体温、血压、脉搏、呼吸等。

2.专科情况　评估腭裂的类型和程度，有无伴发其他畸形，观察鼻腔、口唇及颌面部皮肤有无破溃、湿疹、皮炎等。

3.心理、社会状况

（1）评估患者和家属的心理状况，对疾病的认知，对治疗的预期，与其充分沟通，帮助正确认识疾病，了解治疗方法可能达到的效果，消除顾虑，配合手术。

（2）评估患者是否存在自卑等不良情绪，必要时行心理护理。

（三）辅助检查

1.心电图检查、胸部 X 线检查。

2.实验室检查包括血细胞分析、血液生化检查、ABO 血型 +Rh 血型、出凝血检查、感染免疫学检测（乙肝、丙肝、HIV、梅毒）等实验室检查。

3.必要时行语音评定、鼻音计检查等。

三、护理措施

（一）术前护理

1.介绍手术方法，术前、术后注意事项，介绍成功的病例，给予心理支持，使其增加信心，积极配合治疗。

2.入院后即指导家属改用汤匙或滴管喂养，以改变吸吮的习惯，防止术后吸吮造成伤口裂开、疼痛、出血，影响手术效果。

3. 术前 1 天及术晨做局部皮肤准备，用无菌生理盐水棉签清洁口腔、鼻腔，避免擦破黏膜；局部如果存在干痂，应先涂液体石蜡浸软后再擦洗干净。

4. 行抗生素药物过敏试验，必要时备腭护板。

5. 嘱家属术前 6 小时可给予牛奶或乳汁，术前 2 小时给予葡萄糖液 100 ～ 150ml。

6. 手术前半小时遵医嘱皮下注射阿托品，剂量按年龄而定。

（二）术后护理

1. 意识及生命体征监测　密切观察意识及生命体征，发现异常，及时处理。

2. 体位护理　麻醉清醒前，去枕平卧，头偏向一侧，保持呼吸道通畅，密切观察呼吸情况，及时清除口、鼻腔分泌物，防止窒息。

3. 伤口护理

（1）观察伤口渗血情况，双侧鼻腔内滴入呋嘛滴鼻液 1 ～ 2 滴，4 ～ 6 次 / 天；雾化吸入 3 次 / 天，在雾化液中加入糜蛋白酶，防止喉头水肿、喉痉挛导致的呼吸道梗阻。

（2）术后次日晨应行口腔护理，轻轻擦洗口腔内血痂；每次餐后用少量温水冲净食物残渣，以保持口腔卫生和伤口清洁。

（3）术后 2 周内，嘱患者保持安静，避免大声哭闹和不必要的口腔检查，防止术后伤口出血或腭部复裂；严禁将手指、玩具等物纳入口腔，以防伤口裂开；为防止抓伤，可保护性约束双上肢。

（4）术后 8 ～ 10 天可拆除两侧松弛切口内所填塞的碘仿纱条，2 周左右拆线。

4. 饮食护理　麻醉清醒 6 小时后进食少量流质饮食，维持至术后 2 ～ 3 周，半流质饮食 1 周，1 个月后可进普通饮食。

5. 常见并发症的观察及处理

（1）急性喉梗阻：主要是由于气管内插管的创伤和压迫、手术对咽部的损伤以及口腔内分泌物未及时排出导致误吸等引起严重下呼吸道梗阻，造成呼吸困难，甚至发生窒息。预防及护理：插管动作要轻巧，减少创伤；手术操作应仔细，止血要彻底，减少对组织的损伤；保持呼吸道通畅，必要时将舌体牵出口腔外，以防舌后坠或行气管切开。

（2）出血：术后早期出血（原发性出血）多因术中止血不全所致，出血部位可来自断裂的腭降血管、鼻腭动脉、黏骨膜瓣的创缘以及鼻腔侧暴露的创面。术后后期出血（继发性出血）多由于伤口感染和大声哭闹导致伤口裂开。预防及护理措施为不影响呼吸且能自然流出的分泌物尽可能不用吸引器吸引，防止不必要的刺激；出现频繁吞咽动作时，应立即检查伤口有无活动性出血，如发现出血，先要明确位置和出血原因；如为渗血，可用明胶海绵或浸有肾上腺素的小纱布作局部填塞；出血点在鼻腔侧创面，可滴入 1% 麻黄碱溶液，或用浸有麻黄碱溶液的纱布压迫止血；如果减张切口内碘仿纱条松动或脱落，应重新堵塞；出血较多时立即报告医生，必要时行缝合止血。

（3）感染：常见于创缘缝合过密或缝线过粗，影响创缘血供及线头反应发生伤口部分或全层裂开而穿孔；术后护理不良；营养较差；手术操作粗暴、对组织损伤大等。预防及护理措施为术前必须对患者进行全面评估，在健康状态良好时方可手术；术中操作要轻巧，创缘缝合不宜过密；术后加强口腔护理，防止食物残留；预防性应用抗生素；一旦发生，应做好感染部位的消毒及换药等处理。

（4）瘘孔及复裂：主要与患者局部及全身条件差，裂隙过宽；术后创面暴露于鼻腔和口腔易导致感染；疼痛拒食、术中失血、营养低下等导致伤口愈合困难；哭闹、过早食用粗硬食物等因素有关。预防及护理措施为加强营养，少食多餐，宜进食高蛋白、高热量、高维生素温凉流质饮食，如鱼汤、肉汤、鲜牛奶等；加强伤口保护，避免手抠、哭闹、过早食用过硬食物；疼痛时可用医用冰口内含化，可止痛、止血、消炎、消肿，防止伤口出血及瘘口形成。

四、健康教育

1. 术后1个月内勿吸吮，仍需用汤匙喂养。

2. 保持口腔清洁干燥，预防感染。

3. 两周后用大拇指按摩伤口，动作要轻，以免创口裂开，通过按摩可减轻瘢痕，恢复上唇外形。

4. 语音训练　语音障碍是腭裂畸形导致的主要生理功能障碍，其特点为过度鼻音、鼻漏气和发音错误（如发音方法、发音部位等）。语音训练一般在术后2～3个月进行，分两个阶段进行。第一阶段主要是练习软腭、咽部及唇舌等的肌肉活动来有效地完成腭咽闭合作用，一般短时间（1～3周）即可完成；第二阶段必须从练习单字音开始，直到能完全掌握正确发音谈话。

（1）第一阶段：练习腭咽闭合及唇舌部肌肉活动。

1）按摩软腭：术后3周，用拇指按摩软腭，自前方向悬雍垂按摩，以软化瘢痕组织，增长软腭长度。

2）发"啊"音和打哈欠：这两个动作，可使软腭抬高而与咽后壁接触。在发"呃"音时，则悬雍垂肌就向上提到更高位置，可使软腭产生最大的功能活动。

3）增加口腔气压：嘱患者闭紧口唇，将空气吐入口腔中，勿漏出，待达到一定压力时，再开唇将气用力喷出。如患者逐渐能更多地将空气保持在口腔中，而且喷气有力时，则表示腭咽闭合功能已渐恢复正常。

4）吹奏乐器：可吹奏乐器，如口琴、喇叭、笛子等，以增加口腔中的气压。

5）练习唇、舌部的肌肉活动：唇舌的肌肉活动与发音关系极为密切。腭裂患者发音时唇舌等活动不正常，肌肉通常缺少锻炼，故须练习，使其变得协调灵活。

（2）第二阶段：练习发音。在软腭、咽部及舌唇等肌肉活动已趋于正常，腭咽闭合作用也已恢复正常时，即可开始练习发音。可分几个步骤来进行：

1）练习单音：先练习发母音，再练习发子音。这是正确发音的基本步骤，最好有专人进行指导，仔细观察不能正确发出某个音的原因，随时指出及纠正。应反复多次耐心地练习，直到完全掌握。必要时可进一步手术矫正。

2）练习单字拼音：在已能正确发出单音的基础上，做单字的拼音。

3）练习语句和谈话：正确掌握拼音后，可把它们串联起来，试读简短语句。在练习过程中必须读清语音中每一个单字。待能缓慢而正确地读出短句后，进一步练习朗读长篇文章，并逐渐加快速度。最后到不靠朗读而能任意谈话为止，得到语音矫正的完全成功。

第3节　厚唇整复术

一、概　　述

口唇是语言表达器官和食物摄入的门户，同时由于它与面部表情肌密切相关，因此还具有高度特殊化的表情功能，所以有人称它是"面部的魅力点"。口唇的形态与其线条、比例、色彩这三大基本要素的结合有密切关系，也就是说优美的唇型必须具备上下唇协调、厚度适当、曲线流畅、色泽红润等特征。唇的厚度指上下唇轻闭时，上下唇红部的厚度。上下唇厚度的比例是2：3。薄唇厚度＜4mm；中等唇厚度为5～8mm；厚唇厚度为9～12mm；厚凸唇厚度＞12mm。厚唇与遗传、人种特征、局部慢性感染等有关。

厚唇整复术是指在唇红黏膜与口腔黏膜交界处的口腔黏膜侧，设计一横向梭形切口，切口线可为波浪形，使切口瘢痕较为隐蔽，增强美感。厚唇整复术前及术后效果对比，见图9-3和图9-4。

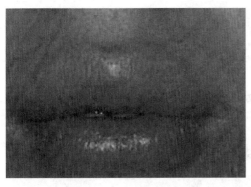
图 9-3　厚唇整复术前

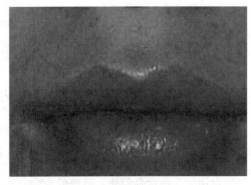
图 9-4　厚唇整复术后

二、护理评估

（一）健康史

评估年龄、饮食习惯、营养状况、过敏史、有无吸烟饮酒等不良嗜好；是否合并高血压、糖尿病、自体免疫性疾病等；长期服用抗凝药、血管扩张药及激素类药物，须提前停药 2 周；手术应避开月经期、妊娠期；皮肤感染期、皮肤疱疹期应禁止手术。

（二）身心状况

1. 生命体征　体温、血压、脉搏、呼吸等。

2. 专科情况　评估口唇部皮肤有无疱疹、糜烂，有无口腔炎、牙龈炎等症状，如有感染需先行治疗，治愈后再进行手术。

3. 心理、社会状况　评估患者心理状况，有无恐惧焦虑，能否顺利配合手术，与其充分沟通，帮助了解治疗方法可能达到的效果，积极配合手术。

（三）辅助检查

1. 心电图检查、胸部 X 线检查。

2. 实验室检查包括血细胞分析、血液生化检查、ABO 血型 +Rh 血型、出凝血检查、感染免疫学检测（乙肝、丙肝、HIV、梅毒）等。

三、护理措施

（一）术前护理

1. 耐心讲解手术相关知识，消除紧张恐惧心理，增强对医护人员的信任感，积极配合治疗。

2. 术前医学照相，包括全面部正位、45° 侧位、90° 侧位三个角度照片，便于注射填充后效果对比。

3. 清洁面部，刮掉唇部胡须，清洁口腔，摘除义齿。

（二）术后护理

1. 意识及生命体征监测　密切观察意识及生命体征，发现异常，及时处理。

2. 体位护理　麻醉清醒前，去枕平卧，头偏向一侧，保持呼吸道通畅。

3. 伤口护理

（1）观察伤口有无出血、渗血、渗液，发现异常及时寻找原因，给予处理，必要时通知医生。

（2）保持伤口清洁，术后 1 天换药，用 3% 过氧化氢溶液清除伤口血痂，再用生理盐水消毒伤口，最后涂一层抗生素油膏或加盖一层凡士林油纱布，可预防伤口被唾液污染，更换敷料时也

笔记

不易黏附伤口缝线。

4. 饮食护理

（1）术后给予温凉柔软食物，如食物温度过高，不利于伤口愈合。术后1周禁食辛辣食物和刺激性食物，忌烟酒。

（2）加强口腔护理，每次进食后及时用温热水漱口，保持口腔清洁，做口腔护理时，注意动作轻柔，避免损伤术区伤口。

四、健 康 教 育

1. 饮食规律，进食易消化、清淡的食物，多吃蔬菜水果。

2. 合理安排作息时间，避免过度劳累，劳逸结合。

3. 注意伤口保护，保持伤口清洁。养成良好的口腔卫生习惯，保持口腔和唇部清洁卫生。

4. 告知患者术后伤口肿胀麻木是正常现象，这些症状会逐渐消失。伤口愈合是一个渐进的过程，3～6个月才能呈现手术的最终效果。

5. 定期门诊随访，如有不适，应及时就诊以免延误病情。

第4节　注射丰唇术

一、概　　述

注射丰唇术是通过注射的方式使嘴唇充盈饱满，由于其微创、安全、有效的特点，已被广泛应用于临床。目前注射丰唇术采用的注射物质主要有透明质酸和自体脂肪。透明质酸又名玻尿酸，对组织具有保湿润滑作用，使肌肤饱满有弹性，但注射后持续时间短。自体脂肪手术的基本原理就是从脂肪多的部位抽取脂肪颗粒，经漂洗筛选后注射到唇部，具有来源广、取材方便、无免疫排异的优点，但操作较复杂，术后吸收率高，需要多次注射才能达到所需效果。注射丰唇术前及术后效果对比，见图9-5和图9-6。

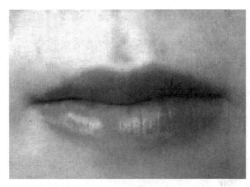 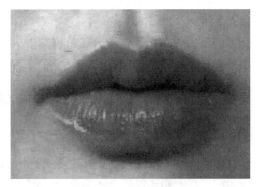

图9-5　注射丰唇术前　　　　　　　　图9-6　注射丰唇术后

二、护 理 评 估

护理评估同本章"第3节厚唇整复术"。

三、护 理 措 施

（一）术前护理

1. 术前医患充分交流，讲解注射相关知识，消除患者恐惧心理，积极配合。

2. 手术前清洁面部。

3. 术前医学照相，包括全面部正位、45°侧位、90°侧位三个角度照片，便于注射填充后效果对比。

（二）术后护理

1. 观察注射处有无渗血、渗液。
2. 术后继续间断冰敷 1 ～ 2 小时。

四、健康教育

1. 保持注射区清洁干燥，预防感染。
2. 注射后可能会出现暂时性的轻度红肿、瘙痒现象，通常在 2 天后消失。
3. 3 天内忌按摩和热敷注射部位，避免明显的面部运动，防止变形，影响丰唇的效果。
4. 1 周内饮食宜清淡，忌烟酒。
5. 结痂后不可强行去除，应让结痂物自行脱落。
6. 注射后遵医嘱按时复查。

第 5 节　假体隆颏术

一、概　　述

下颏畸形是由于软组织和（或）骨组织过量、不足或不对称等所致。假体隆颏术是一项口腔内小切口植入假体的外科手术，将一块形如下颏的假体放到下颏的骨与软组织之间，使原来低平的部位鼓起来，以达到五官协调美观的效果。假体隆颏术术前及术后效果对比，见图 9-7 和图 9-8。

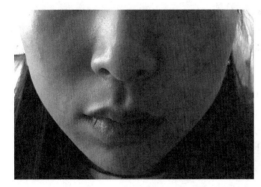
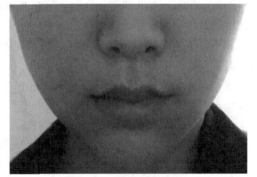

图 9-7　假体隆颏术前　　　　　　　图 9-8　假体隆颏术后

二、护理评估

（一）健康史

评估年龄、饮食习惯、营养状况、过敏史、有无吸烟饮酒等不良嗜好；是否合并高血压、糖尿病等疾病；手术前 2 周，避免服用活血化瘀的药物；手术应避开月经期、妊娠期；如有龋齿或者其他牙疾应先治疗。

（二）身心状况

1. 生命体征　体温、血压、脉搏、呼吸等。
2. 专科情况　手术部位皮肤有无破溃、湿疹、感染等。

3. 心理、社会状况 评估患者心理状况，有无恐惧焦虑，能否顺利配合手术，是否存在过高期待，与其充分沟通，帮助了解治疗方法可能达到的效果，消除恐惧焦虑，积极配合手术。

（三）辅助检查

辅助检查包括血细胞分析、出凝血检查、感染免疫学检测（乙肝、丙肝、HIV、梅毒）等。

三、护理措施

（一）术前护理

1. 耐心讲解手术相关知识，消除紧张恐惧心理，增强对医护人员的信任感，积极配合治疗。
2. 术前评估口腔卫生状态，做好围手术期口腔护理。
3. 清洁术区的面部皮肤。
4. 根据患者颏部外形客观条件及患者需求，选择适合的假体。

（二）术后护理

1. 术后 48 小时内避免活动度过大，适当休息，以防术区出血。
2. 术区进行加压包扎以减少手术局部出血、渗血及肿胀。如出现出血不止、术区剧烈肿胀疼痛等，应立即通知医生，及时处理。
3. 术后 1～2 天进流质饮食，术后 3 天可进半流质饮食，防止下颏过度运动造成假体移动。
4. 保持口腔清洁，每天使用漱口液消毒口腔。
5. 准确评估疼痛性质和程度，必要时可遵医嘱给予镇痛药物。

四、健康教育

1. 术后 1 个月内禁止吸烟、饮酒，饮食宜清淡、柔软。
2. 术后遵医嘱戴好固定带，术后数周内避免面部受到震动或打击，防止碰撞造成假体移位。
3. 术后如有表情僵硬、说话和微笑时出现不适感，是由于伤口尚在恢复，暂时未适应假体的缘故，以后会逐渐恢复。
4. 术后早期术区肿胀可能会导致颏部外形不佳、假体歪斜等情况的出现，切勿擅自处理，可返院复诊。

第6节　注射隆颏术

一、概　述

注射隆颏术是通过注射填充物，满足颏部美容整形需求的一种治疗方式，相对于假体隆颏术，其优点是创伤小，无假体植入的移位、感染、肿胀、出血、异物排斥、瘢痕等不良反应。常用的注射材料及特点如下。

1. 自体脂肪 可选择抽取脂肪较丰厚的腹部、大腿两侧或臀部等部位的脂肪，经离心机筛选后，将纯净脂肪组织移植到下颏有缺陷的部位，改善先天、创伤或老化引起的凹陷等。

2. 玻尿酸 玻尿酸隆下颏后，下颏稍微加长，脸型会有明显拉长的视觉效果，对于下颏老化、塌陷或有凹窝的情况，也有修饰作用。但此方法效果只能维持半年左右。

3. 胶原蛋白 胶原蛋白植入后对蛋白酶具有适度的抗力，不会马上被分解，分散的胶原蛋白会形成一个柔软并具有黏性的纤维状结构，可停留于植入的部位，使下颏变得翘挺。植入的胶原蛋白经过数月，会被人体的结缔组织同化，成为人体组织的一部分，因此具有生物分解性，不能永久留在植入部位。注射隆颏术术前及术后效果对比，见图 9-9 和图 9-10。

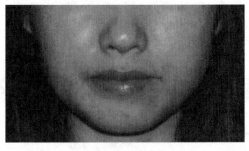
图 9-9　注射隆颏术前

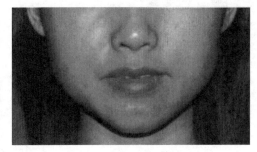
图 9-10　注射隆颏术后

二、护 理 评 估

护理评估内容同本章"第 5 节假体隆颏术"。

三、护 理 措 施

（一）术前护理

1. 清洁面部皮肤，外涂表面麻醉剂（5% 利多卡因软膏）30 分钟，在麻醉剂表面覆盖塑料薄膜，有利于药物的渗透与吸收。

2. 术前医学照相，包括全面部正位、45° 侧位、90° 侧位三个角度照片，便于注射填充后效果对比。

（二）术后护理

1. 注射完成后，均匀按摩塑形、压迫止血。

2. 注射处消毒后可外涂红霉素眼膏。

3. 局部间断冰敷 1 ～ 2 小时。

四、健 康 教 育

1. 填充剂注射后 48 小时内，应尽量保持注射部位静止，避免大笑和哭泣等面部肌肉的频繁运动，以保持注射物均匀分布。

2. 注射后 6 小时内保持局部清洁干燥，勿沾水、洗脸，24 小时内勿化妆。

3. 注射后 2 周内禁止饮酒，饮食宜清淡、柔软。

4. 有任何异常情况及时返院复查。

第 **10** 章

面部皮肤手术的护理

第1节　面部除皱术

一、概　述

根据皱纹的产生原理，可将其分为体位性皱纹、动力性皱纹和重力性皱纹。体位性皱纹，主要出现在颈部，是颈阔肌长期伸缩以及皮肤老化的结果；动力性皱纹，是表情肌长期收缩的结果，主要表现在额肌的抬眉纹、皱眉肌的眉间纹、眼轮匝肌的鱼尾纹、口轮匝肌的口角纹和唇部竖纹与上唇方肌的颊部斜纹等；重力性皱纹，主要是由于皮下组织脂肪、肌肉和骨骼萎缩，皮肤老化后，加之地球引力及重力的长期作用逐渐产生的。面部除皱术的方法，大体上分为传统手术和改良手术。前者如额、颞部除皱术，下面部、颈部除皱术和全面颈部除皱术；后者如激光除皱术、小切口除皱术以及胶原蛋白、膨体聚四氟乙烯填充除皱术等。面部除皱术术前及术后效果对比，见图 10-1 和图 10-2。

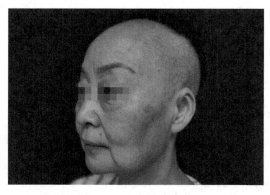

图 10-1　面部除皱术前

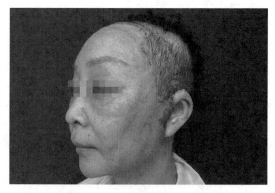

图 10-2　面部除皱术后 2 周

二、护理评估

（一）健康史

评估年龄、过敏史、有无吸烟饮酒等不良嗜好；有无重要脏器如心、脑、肺、肝、肾病变以及皮肤病和血液系统疾病；是否为瘢痕体质等。

（二）身心状况

1. 生命体征　体温、血压、脉搏、呼吸等。

2. 专科情况　评估手术部位皮肤有无破溃、湿疹、感染等。

3. 心理、社会状况　评估有无恐惧焦虑、手术的动机以及对手术的预期是否符合实际等。与其充分沟通，帮助了解治疗方法可能达到的效果，建立合理的预期值。

（三）辅助检查

1.心电图检查、胸部 X 线检查。

2.实验室检查包括血细胞分析、血液生化检查、ABO 血型 +Rh 血型、出凝血检查、感染免疫学检测（乙肝、丙肝、HIV、梅毒）等。

三、护理措施

（一）术前护理

1.进行全面的术前交谈，讲解手术步骤、可能达到的效果、可能存在的风险及恢复时间等。

2.术前 3 天每天洗头一次，手术当日需局部剃除毛发，编成小辫，便于手术。

3.根据麻醉术式，决定是否需要禁食。

4.医学照相　拍摄面颈部四个标准位的照片（正位静态、正位笑态、半侧位和全侧位），便于后期效果对比。

（二）术后护理

除常规全麻术后护理外，还需注意以下几个方面的护理。

1.体位护理　患者清醒后取 30° 斜卧位以便引流，减轻头面部水肿。术后 24 小时内必须密切观察病情，特别是做面颈部提紧术后，注意观察口周及颊黏膜是否出现肿胀、青紫或主诉一侧面部明显疼痛等可能有血肿形成的情况发生，应立即报告医生，对症处理。

2.伤口护理

（1）保持伤口敷料清洁干燥，适当加压包扎，观察伤口敷料有无活动性出血。一般术后 24 ～ 48 小时拔除引流条和去除外层敷料，术后 48 小时内卧床休息。

（2）术后 2 周拆除耳前缝线，张力较大的部位可酌情延长拆线时间。拆线第 2 天可洗头，伤口的痂皮勿强行揭掉，可涂抗生素眼膏软化后待其自行脱落。

3.饮食护理　术后 48 小时内，进流质饮食，避免吸吮咀嚼等动作，以免牵扯伤口，48 小时后可遵医嘱逐渐由半流食过渡到普通饮食，进食易消化、清淡的食物。

四、健康教育

1.注意合理安排作息时间，避免过度劳累，尽量减少出入公共场所，避免感染。

2.为防止造成新的头皮损伤及面部水肿，术后 2 周内不可做面部皮肤护理，1 个月内禁止染发，3 个月内禁止烫发。

3.切口缝线拆除后，切口部位会有麻木感，头皮感觉迟钝，可自然恢复，也可遵医嘱配合理疗等方法改善。

4.做好预防瘢痕增生的措施。面部除皱术后切口瘢痕增生，常位于耳垂周缘和乳突区，主要与皮肤张力过大等有关。

5.定期门诊随访。

第 2 节　面部色素痣切除术

一、概　述

色素痣属于黑素细胞的良性肿瘤，位于真皮浅部，其实质为痣细胞，其间质为血管、淋巴管及结缔组织，可分为交界痣、皮内痣和混合痣。每个正常成人的全身平均可有 15 ～ 20 个痣，通常除了美容的目的外，绝大部分的黑痣可以不治疗。但对于一些恶变可能较大的黑痣，应及早治疗。

较小的黑痣可通过一次性切除后美容缝合，面积较大的痣，一次缝合可能张力较大，或可能导致眼、鼻等的移位，可考虑作分次切除。面部色素痣切除术术前及术后效果对比，见图10-3和图10-4。

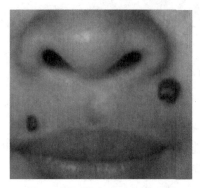 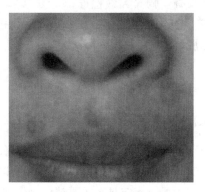

图 10-3　面部色素痣切除术前　　　　图 10-4　面部色素痣切除术后

二、护理评估

（一）健康史

评估年龄、过敏史，是否合并高血压、糖尿病等基础疾病，是否属于瘢痕体质，手术应避开月经期、妊娠期。

（二）身心状况

1. 生命体征　评估体温、血压、脉搏、呼吸等是否正常。

2. 专科情况　评估手术部位皮肤有无破溃、湿疹、感染等。

3. 心理、社会状况　评估有无恐惧、焦虑，与其充分沟通，讲解手术方案及术中、术后可能出现的情况，耐心解答提出的问题，帮助了解治疗方法可能达到的效果，缓解其恐惧、焦虑情绪。

（三）辅助检查

1. 心电图检查。

2. 实验室检查包括血细胞分析、出凝血检查、感染免疫学检测（乙肝、丙肝、HIV、梅毒）等。

三、护理措施

（一）术前护理

1. 术前 1 日洗澡，清洁手术切口部位的皮肤。

2. 局麻术前无须禁食禁饮，可进食清淡普通饮食。

3. 术晨勿使用化妆品等。

（二）术后护理

1. 观察伤口有无渗血、渗液或敷料脱落。如有异常，及时处理。

2. 观察伤口有无感染和裂开。感染初期有局部红肿、压痛或伴体温升高等表现，可给予局部换药等处理；伤口裂开多见于年老体弱、营养不佳者。对此类患者，术前应加强营养，改善体质，术后应加压包扎伤口并延长拆线日期。

四、健康教育

1. 出院后应注意休息，避免过度劳累。

笔记

2. 保持伤口清洁干燥，避免牵拉、碰撞伤口，术后 8 ~ 10 天可拆线。

3. 术后尽量避免强光、紫外线照射，以免引起色素沉着。

4. 出院后如有不适，及时返院就诊。

第 3 节　面部瘢痕切除术

一、概　　述

瘢痕是创伤修复过程中的必然产物，皮肤受损伤后的瘢痕愈合，是人体防卫体系中的一个重要组成部分。瘢痕的产生与伤口张力、部位等局部因素有关，同时也与体质、年龄、皮肤色素等因素有关。瘢痕不但影响美观，有的瘢痕还会影响眼、耳、口、鼻等的正常功能，对患者的身心造成极大的影响。瘢痕的治疗方法有非手术治疗和手术治疗。非手术治疗方法主要有药物局部注射、X 线照射、可塑性夹板加压包扎、离子导入、冷冻、激光烧灼、硅胶膜贴敷等。手术治疗的方法包括以下几种。

1. 单纯切除缝合术　适用于中小面积的面部瘢痕。面部瘢痕切除术术前及术后效果对比，见图 10-5 和图 10-6。

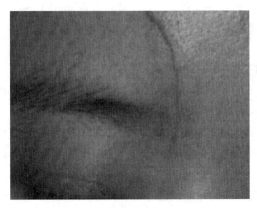
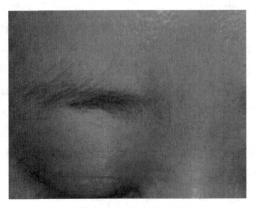

图 10-5　面部瘢痕切除术前　　　　　　　图 10-6　面部瘢痕切除术后

2. 皮瓣移植术　对于面部一些器官附近的较大面积的瘢痕，常使用皮瓣切除加皮瓣移植的方法。

3. 皮肤磨削术　是将表皮层和真皮乳头层进行磨削以达到改善皮肤表面不规则部分，使其变得光滑平整及颜色相近为目的的一种手术方法。

二、护理评估

护理评估内容同本章面部色素痣切除术。

三、护理措施

（一）术前护理

1. 术前 2 天使用温水彻底清洗瘢痕凹凸部位皮肤以及供皮区皮肤，避免使用刺激性强的肥皂及清洗液。

2. 注意保护供皮区皮肤，避免蚊虫叮咬、皮肤擦伤破损等，对于局部皮癣、慢性炎症等，需给予对应治疗，待皮肤完全恢复正常后方可准备手术。

3. 根据不同的手术方式，准备术前用药。

（二）术后护理

1. 意识及生命体征监测。

2. 体位护理　全麻术后返回病房，将患者平稳搬移至病床，去枕平卧，头偏向一侧，保持呼吸道通畅。全麻清醒后，遵医嘱给予舒适卧位。

3. 伤口护理

（1）注意观察伤口有无红、肿、出血等情况，保持伤口敷料清洁、干燥、固定。同时应注意伤口敷料包扎松紧是否合适，避免敷料松动移位或对皮肤造成压迫。

（2）减少面部活动，少说话，如有需求，可通过肢体示意或其他方式交流。

（3）如为皮瓣移植术后，应注意监测皮瓣的血液循环状况。组织游离移植后最易发生血管危象的时期是术后第 1 个 24 小时以及术后 3～5 天。因此，观察的重点是在术后 1～5 天。主要从以下几个方面进行观察。

1）颜色：在自然光线下观察皮肤的颜色，若弹性好，肤色红润，说明血液循环良好。动脉血供受阻时皮瓣色泽苍白，静脉回流受阻时色泽青紫。

2）皮温测定：用半导体测温仪测定移植物的温度，并与健侧比较，正常情况下组织游离移植后 2～3 天内皮温高于健侧 1～1.5℃，若皮温低于健侧 2.5℃以上，常潜伏血管危象，应结合其他指标进行确定。

3）毛细血管充盈试验：正常情况下用玻璃棒轻压皮肤，使之苍白，移走玻璃棒皮色应在 1～2 秒转为红润。若动脉供血欠佳，充盈时间延长；若立即恢复紫红色，为静脉淤血。

4）血管搏动：触诊是简单有效的方法，也可选用多普勒超声测定。

术后可遵医嘱应用远红外线理疗仪照射皮瓣或使用阿司匹林或皮下注射低分子肝素钠，以促进皮瓣血液循环。

（4）预防感染。感染是皮瓣坏死、影响成活的主要且常见危险因素，皮瓣一旦感染，炎性因子数量增多，极易导致皮瓣细胞坏死，死亡细胞和细菌释放的内毒素又可加重感染，因此，术后遵医嘱应用抗生素预防感染。

（5）术后 10～12 天可拆线，拆线 1 周后可使用预防瘢痕的药物。

4. 饮食护理

（1）加强营养，给予高蛋白、高热量、高维生素食物。食物以流质饮食、半流质饮食为主，避免进食时咀嚼动作牵拉面部皮瓣。

（2）待皮瓣水肿消退，色泽正常、血运良好后，可遵医嘱改为清淡普通饮食，但仍不能进食生硬、不易咀嚼的食物，进食时应嘱咐细嚼慢咽，以促进伤口愈合。

四、健康教育

1. 移植后的皮瓣在一段时期内没有分泌皮脂、汗液的能力，在干燥寒冷条件下极易发生破裂，因此需保持局部皮肤清洁，必要时涂油脂护肤霜。

2. 手术部位未完全恢复时，勿擅自热敷或理疗，以防烫伤、冻伤等。

3. 做好预防瘢痕的措施，术后半年避免日光直接照射植皮区。

4. 面部感觉异常，如麻木、面具感等，一般可于术后 3～6 个月逐渐恢复。

第11章

乳房美容的护理

第1节　乳头整形术

一、概　述

乳头整形主要包括乳头凹陷，乳头、乳晕肥大和乳头、乳晕缺失。

1.乳头凹陷　乳头凹陷是指乳头凹陷于乳晕之中，轻者乳头失去凸起，部分乳头凹陷于乳晕之中，重者乳头外观缺失，完全陷于乳晕平面以下，呈火山口样畸形。主要与先天性畸形、外伤、炎症、肿瘤及手术等因素有关。轻中度乳头凹陷可先试用手法牵引、负压牵引、矫正器等保守治疗，治疗无效的轻中度乳头凹陷或重度乳头凹陷，则需采用手术治疗。

2.乳头、乳晕肥大　正常女性乳头直径 0.8 ～ 1.2cm，高 1.0cm，大于此值即为乳头肥大，多见于女性妊娠哺乳后。男性乳晕肥大多见于男性乳房发育症，男性乳头过大或过长称为男性的女性化乳头症。乳头肥大或过长，可采用乳头缩小整形，如乳头中央部分切除、乳头一侧切除或乳头顶部楔形切除，这些均涉及切除乳头的部分组织，会不同程度地损伤乳腺导管，因此对于有哺乳需求的患者，要慎重进行此类手术。乳晕过大者可采用双环法将乳晕环形缩小。

3.乳头、乳晕缺失　多见于乳房疾病行乳房切除术后，乳头再造可选用游离组织瓣移植及局部皮瓣成形两种方法，前者主要选择对侧乳头、小阴唇或耳垂作为供瓣组织；乳晕再造目前多采用游离植皮，后期再采用文绣的方法进行颜色的调整。再造的乳头及乳晕只是形式上的再造，没有功能和感觉。

二、护理评估

（一）健康史

详细询问病史，了解乳头凹陷是先天性还是后天获得；乳房治疗史；是否合并其他乳腺疾病；了解患者有无糖尿病、血管性疾病等严重基础病；如有活血化瘀药物史，需在专科医生的指导下停用或改用其他替代药物后方可安排手术；有无过敏史；吸烟饮酒史；手术应避开月经期、妊娠期。

（二）身心状况

1.生命体征　体温、血压、脉搏等。

（1）体温≥ 37.5℃，合并咳嗽、鼻塞、流涕等上呼吸道感染症状者，需治愈后再安排手术。

（2）血压、脉搏异常者，需综合评估后给予处理。

2.专科情况　双侧乳房的大小、对称性；双侧乳头的位置、大小；乳头有无溢液；乳房局部皮肤有无皮疹、破溃等。

3.心理、社会状况

（1）评估患者有无焦虑、抑郁等心理问题，特别是中老年乳房病变，如乳腺癌行乳房切除术后的患者。

（2）了解患者及重要家属（如配偶等）对手术的预期。了解其对疾病的认识，进行充分沟通和指导，解释手术方式、注意事项、手术效果和可能出现的并发症等。告知术中需将部分乳晕皮肤切除或用乳晕皮肤移植延伸为乳头，术后可能会出现乳晕变小、乳头回缩、瘢痕等情况，使其对手术效果有恰当的预期。

（三）辅助检查

1. 心电图检查、胸部 X 线检查、乳腺彩超检查等。

2. 实验室检查　包括血细胞分析、血液生化检查、ABO 血型 +Rh 血型、出凝血检查、感染免疫学检测（乙肝、丙肝、HIV、梅毒）等，采血前嘱禁食禁饮 8 小时以上。

三、护理措施

（一）术前护理

1. 术前宣教　局麻手术者不必禁食，全麻手术者术前 6 小时禁食。

2. 术前沐浴，清洗乳头，特别是凹陷与皱褶处。

3. 术前医学照相，以便与术后效果进行比较。胸部拍摄范围为上至锁骨，下至脐，双臂自然下垂，正位、左右 45° 侧位、左右 90° 侧位三个角度照片。

（二）术后护理

1. 生命体征监测　如有异常，报告医生综合评估后处理。

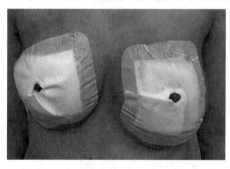

图 11-1　乳头术后伤口包扎方法

2. 伤口护理

（1）乳头术后伤口包扎方法（图 11-1）：在乳头处以方形小纱布覆盖，纱布中间留有一个与乳头直径大小相同的孔洞，便于观察乳头和乳晕的血液循环状况。正常情况下乳头及乳晕应呈褐色、温度正常、触觉明显，如有异常，应及时通知医生处理。

（2）保持乳房伤口敷料干燥固定，观察伤口敷料有无渗血渗液及松脱等。

（3）体位：避免胸部受压，以患者舒适为宜。

（4）一般术后 7 ～ 10 天拆线，拆线后 2 天即可沐浴，拆线 1 周后可外用预防瘢痕的药物。

3. 饮食指导　局麻术后普通饮食，全麻术后麻醉清醒 6 小时后可进食少量清流质饮食，逐步恢复普通饮食。

4. 常见并发症的观察及处理

（1）感染：表现为伤口红、肿、热、痛等。防治：严格遵守无菌操作；加强局部湿敷换药，清除分泌物及痂壳等，隔日换药一次，必要时行切开引流术、使用抗生素等。

（2）乳头内陷矫正术后并发症

1）乳头坏死：常见原因为在松解纤维束时破坏乳头深部血供，或乳头颈部狭窄环过紧。预防措施为术前戒烟，如患有糖尿病，应严格控制血糖；术后应密切观察乳头及乳房周围皮肤色泽，保证乳头充足血供，消除压力、切割力等外力对血供的影响。

2）乳头感觉麻木：多因术中损伤乳头感觉神经所致，术后应严密观察乳头有无感觉麻木的情况，异常情况应及时通知医生尽早干预。

3）泌乳障碍：常见原因为松解乳头下方纤维束时损伤乳腺导管等。

4）乳头内陷复发：主要与牵扯乳头的纤维束及导管松解不彻底、感染或血肿机化后组织挛缩、术后乳头牵拉锻炼不足等有关，乳头凹陷程度越重，术后复发可能性越大。处理措施为术后乳头内陷复发者可先用吸奶器吸引，1 周后仍内陷可考虑半年后再次手术治疗。

四、健康教育

1. 保持乳房伤口敷料清洁干燥与固定，遵医嘱按时返院换药和拆线。

2. 注意保护胸部，避免暴力损伤，6 周内避免挤压再造乳头，并建议使用不压迫乳头的合适胸罩。

3. 嘱患者活动上肢时勿幅度过大，以免牵拉乳房影响切口愈合。

4. 乳房缝线局部的痂皮，指导患者勿强行撕脱，应待其自然脱落。

5. 再造的乳头或乳晕颜色与对侧不协调时，可采用文刺方法矫正。一般在术后 6 ～ 8 周进行最佳。术后部分患者可能会感觉乳头乳晕轻度麻木，告知一般可于术后 3 ～ 6 个月逐渐恢复，避免产生焦虑情绪。

6. 门诊随访计划，包括随访时间以及随访形式，如电话随访、微信随访、面诊、在线门诊等。

7. 如有不适等，应及时返院就诊。

第 2 节　隆　乳　术

一、概　　述

女性乳房位于上胸部，由乳房的皮肤、乳腺、筋膜、乳头及乳晕所构成，其组织层次由浅至深分别为皮肤、皮下组织脂肪层、乳腺、乳腺后疏松结缔组织及胸大肌浅筋膜层。隆乳术，即乳房增大整形术，是通过外科技术增大乳房体积和改善乳房形态的手术方法，可分为乳房假体植入隆乳术和自体脂肪注射隆乳术。

乳房假体植入隆乳术中，目前硅胶乳房假体填充物均为硅凝胶假体，根据假体表面特性可分为粗毛面、微毛面和光面 3 种类型。毛面假体表面具有摩擦力和黏附力，可防止假体移动并保持假体形态和位置的长期稳定，特别适用于不对称伴胸廓畸形、下皱襞紧缩等，包膜挛缩的发生率也相对较低；光面假体更加柔软和易于变形，手感和移动度更自然，但发生包膜挛缩的风险相对较高，且假体与包膜不产生紧密的粘连，位置不易固定，在重力作用下易发生向下和向外侧移位等。乳房假体植入隆乳术前及术术后效果对比，见图 11-2 和图 11-3。

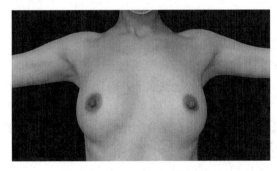

图 11-2　乳房假体植入隆乳术前

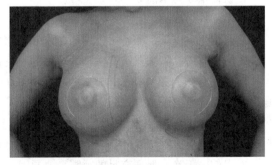

图 11-3　乳房假体植入隆乳术后

自体脂肪注射隆乳术是对自身脂肪丰富的部位如腹部、大腿等部位皮下脂肪层进行抽吸分离后，然后注射到乳房内，以增大乳房体积和改善乳房形态的手术方法。

二、护理评估

（一）健康史

询问患者有无基础疾病，如免疫系统或造血系统疾病、高血压、糖尿病、乳腺癌术后复发或有转移倾向等；如有口服活血化瘀等影响凝血功能的药物，需在专科医生的指导下停用或改用其他替代药物后方可安排手术；有无过敏史；是否为瘢痕体质；手术应避开月经期、妊娠期。

（二）身心状况

1. 生命体征 体温、血压、脉搏等。

（1）体温≥37.5℃，合并咳嗽、鼻塞、流涕等上呼吸道感染症状，需治愈后再安排手术。

（2）血压、脉搏异常者，需综合评估后给予处理。

2. 专科情况 患者自然站立，检查双侧乳房大小、形态、对称性以及乳房的组织松弛度；乳房组织有无炎症；局部皮肤有无红肿、皮疹、破溃、瘢痕和凹陷等；乳腺有无包块、囊性肿物，有无压痛；乳头有无肥大、下垂、内陷、溢液；腋窝淋巴结有无增大等。

3. 心理、社会状况

（1）评估患者的心理状态，必要时先行心理治疗，再考虑手术治疗。

（2）充分了解患者及其主要家属（特别是配偶）对手术的期望、看法与支持程度等。向患者及其家属介绍手术的方式及各自的优缺点，如选择假体隆乳，应根据患者的体形、乳房基底宽度、皮肤延展情况和覆盖组织的多少，协助选择尺寸适合的假体；如选择自体脂肪注射隆乳，应告知其术后会存在不同程度的吸收，可能需要多次手术才能达到比较理想的效果，使患者及其家属对手术有合理的预期。应向患者说明，隆乳术可以预期的手术效果是乳房体积增大，但无法准确预测术后乳房的形状、位置和手感等，也并不能解决乳房所有的问题，更不能解决其他的社会问题。对于有不切实际期望的患者，应慎重为其手术，以免后续产生医疗纠纷。

（三）辅助检查

1. 心电图检查、胸部 X 线检查、乳腺彩超检查等。

2. 实验室检查包括血细胞分析、血液生化检查、ABO 血型 +Rh 血型、出凝血检查、感染免疫学检测（乙肝、丙肝、HIV、梅毒）等，采血前嘱禁食禁饮 8 小时以上。

三、护 理 措 施

（一）术前护理

1. 饮食指导为术前 8 小时禁食等。

2. 术前戒烟戒酒。

3. 行抗生素皮试、准备术中用药，告知药物名称、作用及不良反应等。

4. 清洁沐浴，除去双腋窝、胸部术区的毛发，注意勿划伤皮肤。

5. 手术方式介绍包括假体选择、手术切口的设计以及各自的优缺点等，综合患者的意愿及自身条件选择合适的手术方式。

6. 协助术前医学照相，以便与术后效果进行比较。胸部拍摄范围为上至锁骨，下至脐，双臂自然下垂，正位、左右 45° 侧位、90° 侧位三个角度照片共 5 张。

7. 术前一天晚上保证充足的睡眠，必要时可口服地西泮。

8. 术晨再次评估患者有无发热等上呼吸道感染症状，女性患者有无月经来潮；协助患者更换病员服，取下活动性义齿，取下首饰特别是金属饰品，以防术中使用电刀导致局部导电灼伤。

9. 术前 30 分钟建立静脉通道，便于术前及术中用药。

（二）术后护理

1. 意识评估及生命体征监测

（1）评估患者意识恢复程度，未完全清醒者，注意拉起床栏，预防跌倒或坠床，烦躁者可适当约束。

（2）心电监护：监测患者术后的血压、心率及血氧饱和度，出现异常情况应查明原因，及时汇报医生后给予处理。

（3）呼吸：观察患者的呼吸型态，如主诉胸闷、心悸、气紧，呼吸频率加快时，首先排除是否由于体位、敷料包扎过紧等导致，必要时通知医生，及时给予处理，严禁自行松开包扎的敷料，以防假体移位、伤口出血等。对脂肪抽吸隆胸的患者，术后应警惕有无肺部脂肪栓塞的表现，如血氧饱和度下降、呼吸增快等，一旦发生，立即组织抢救。

（4）疼痛：由于术中对胸部组织剥离腔隙较大，以及术后胸部使用弹力绷带加压包扎，患者术后常感觉疼痛明显，因此建议患者术中安置静脉镇痛泵，以提高术后的舒适度。指导患者有效咳嗽的方法，如用软枕保护胸部伤口以减轻伤口疼痛。术后可使用数字疼痛评分法动态评估患者的疼痛程度，根据疼痛等级给予不同的处理。

2. 体位护理 平卧位休息 4 ～ 6 小时后取半卧位，以减少术区张力，利于引流；术后第 2 天下床活动，逐渐增加活动量，以利于引流和康复。

3. 伤口护理

（1）保持乳房周围敷料及弹力绷带清洁干燥并包扎固定妥善，可防止假体移位，嘱患者切勿自行松解。

（2）观察乳房局部有无渗血渗液、肿痛及皮肤淤血、青紫等，特别是腋后线侧胸壁皮肤容易被忽略，应加强观察。

（3）如为自体脂肪注射隆乳术，脂肪抽吸部位使用纱布和棉垫加压包扎，告知患者抽吸部位可能会有肿胀、瘀斑、发硬和麻木等，均为暂时性现象，术后 1 ～ 3 个月会逐渐恢复，无须特殊处理。此外，术后 1 ～ 2 天脂肪抽吸部位可有较多淡红色液体渗出，主要为少量血性液和肿胀液，为正常现象。但若敷料渗出较多或渗出液颜色鲜红，可疑出血时，应及时给予处理。

4. 管道护理

（1）保持胸部血浆引流管引流通畅，术后当日每小时观察血浆引流管负压的有效性以及引流液的颜色、量、性状等。一般术后当天引流液较多，颜色较深，以后逐渐减少，颜色变淡。如负压无效或血性液体较多时，应重新更换血浆引流装置，保证术后创腔残余血性液体的有效引流。

（2）妥善固定胸部血浆引流管，带管期间注意评估非计划拔管风险，加强巡视和宣教，特别是夜间熟睡后。

（3）带管期间的活动：患者可离床活动，离床时可将引流器用别针挂在衣服适当的位置，以保证有效引流。

（4）拔除血浆引流管：一般术后留置 3 天，当引流量小于 20ml、颜色呈淡红色时，可考虑拔除。

5. 饮食护理

（1）评估有无咽干、咽痛或咳嗽咳痰等，告知患者这些症状多系全麻气管插管导致的不适，必要时含服润喉片，以缓解咽部不适症状。

（2）饮食指导：麻醉清醒 6 小时后进食少量清流质饮食，逐步恢复普通饮食，进食清淡、高蛋白、高维生素饮食，忌辛辣、刺激食物。

6. 心理护理 主动关心患者，对术中情况及术后配合要点进行详细介绍，告知其术后产生疼痛、恶心或呕吐等不适的原因及其缓解方式，缓解其紧张焦虑情绪。

7. 用药护理

（1）遵医嘱应用抗生素预防感染，注意观察有无不良反应。

（2）告知患者药物的主要作用及不良反应（包括口头及书面宣教）等，鼓励其参与医疗安全，主动发现不良反应并告知医护人员，以便能及时处理。

8. 常见并发症的观察及处理

（1）乳房假体植入隆乳术后并发症

1）血肿和出血：是隆乳术较为常见的并发症。原因常见于患者存在凝血功能异常；创面未进行彻底止血；术中操作粗暴，损伤了较多的组织和血管；术后未进行有效加压包扎；术后早期剧烈活动；患者自行松解敷料及绷带等。术后严密观察敷料有无渗血或渗血的范围有无进行性扩大，血浆引流液短时间内有无突然增多、颜色鲜红，患者有无主诉术区胀痛不适，伤口周围有无淤血及其范围，局部有无隆起等。术前应排除血液系统疾病，完善凝血相关检查，避开女性月经期；术中分离腔隙时掌握好层次，彻底止血，术毕安置血浆引流管；术后酌情使用止血药物；术后向患者强调胸部使用弹力绷带固定的重要性，告知其切勿自行松解；少量出血可局部加压包扎、应用止血药；如出血较多或血肿较大时应立即手术探查止血。

2）包膜挛缩：假体植入乳房后，由于机体对异物的正常防御反应，其周围会形成一个纤维包膜层，在一些因素的刺激下，纤维包膜不断增生、增厚、过度收缩即称为包膜挛缩。严重的包膜挛缩可挤压假体导致假体移位、破裂甚至钙化，乳房变硬、外观扭曲变形、触痛等。原因常见于假体植入的腔隙分离不足够；术中分离范围过大，损伤组织过多导致创面修复过程中产生大量纤维组织；细菌、血肿、异物、假体渗漏等。应选择合适的假体，术中精确剥离出合适的假体腔隙；手术操作动作轻柔，尽量减少损伤正常组织；指导患者术后有效按摩乳房；一旦形成，需手术治疗。

3）假体移位：主要与术后伤口疼痛、加压包扎等不适，患者自行松开弹力绷带或敷料；不恰当的剥离、错误的切口、假体植入位置不准确及包膜挛缩等有关。告知患者切勿自行松解胸部包扎固定的伤口敷料；早期发现假体移位，可通过手法调整后再用敷料加压包扎；若无效则需要手术矫正。

4）感染：主要表现为切口处红、肿、热、痛及伤口不愈合等。术中严格执行无菌操作；乳房有炎症者应待炎症治愈后方可手术；术后规范使用抗生素；一旦发生感染，选用敏感抗生素，必要时取出假体。

5）假体破裂或假体渗漏：假体破裂主要表现为突然一侧或双侧乳房塌陷、变平；假体渗漏表现为乳房逐渐变形、塌陷等，未及时治疗者在乳房及附近区域可有大小不等的硬结形成，伴疼痛等。防治：选用假体时应检查其完整性；假体植入时手法应轻柔；术后早期勿剧烈活动或暴力挤压等；一旦发生，必须取出假体。

6）乳房形态异常：早期主要与假体形状及大小不合适、腔隙大小不当及位置偏移、加压包扎不当、上肢过早抬举活动等有关；后期主要由于包膜挛缩等引起。术前应综合考虑患者的身高、胖瘦及胸围等选择合适的假体；术中腔隙分离清晰，大小合适；术后 1 个月内禁止双上肢过度抬举及提重物等；选择毛面假体、术后有效按摩乳房等以减少包膜挛缩的发生。

（2）自体脂肪注射隆乳术后并发症

1）脂肪吸收：可采用多点、多层次的注射方法，增加脂肪颗粒与周围组织的接触面，以降低脂肪吸收和坏死率，提高脂肪体积保持率。

2）乳房结节、囊肿或钙化：多由于移植的脂肪组织坏死导致。抽吸过程中尽量减轻对脂肪的损伤；脂肪注射时采用多点、多层次注射；术后短期内形成的较小结节，可通过按摩方式使其消退；较小的囊肿可自行吸收，较大的囊肿可行穿刺抽吸术后加压包扎等；对于结节性质偏实性、直径较大的囊肿或钙化结节，如影响外观或疑似恶变时可行手术切除并行常规病理检查。

3）感染：主要表现为切口处红、肿、热、痛、脓性分泌物及伤口不愈合等。原因多是由于移植的脂肪量较大且注射时集中于某一个部位，导致大量脂肪坏死后继发感染；在脂肪抽吸或处理过程中被污染等。应严格无菌操作；术中使用密闭的脂肪抽吸和收集系统，以减少脂肪与外界接触；术后使用抗生素预防感染；如感染较严重，形成乳房脓肿，需切开引流，并使用敏感抗生素治疗。

四、健康教育

1.保持伤口敷料清洁干燥固定，遵医嘱换药和拆线（一般为术后 10 天拆线），拆线后 1 周，切口应用预防瘢痕增生的药物，如硅酮类药物等。

2. 拆线后继续使用塑形弹力内衣（如运动内衣）固定乳房，防止假体移位等，持续 2 ～ 3 个月。术后 3 个月内不穿带有钢圈塑形的内衣。

3. 禁止暴力挤压胸部，以防假体破裂。术后 1 周可进行轻微日常运动；术后 1 个月可恢复正常日常活动；术后 1 个月内禁止进行双上肢上举、提重物、扩胸等活动，以防假体移位；术后 2 个月内不宜进行游泳、球类等剧烈活动。

4. 如为自体脂肪注射隆乳术，脂肪抽吸部位的敷料一般可在术后 3 天无渗出时去除，针眼处覆盖无菌小纱布。术后应穿弹力紧身衣 3 ～ 6 个月，防止术区出血及凹凸不平。

5. 根据手术方式及假体种类告知患者是否需要对乳房进行按摩。光面假体一般于术后 3 ～ 4 周，采用俯卧位压迫胸部的按摩方式，每天按摩 30 分钟以上，防止假体纤维囊形成，持续 3 ～ 6 个月；毛面假体和自体脂肪注射隆乳术无须乳房按摩。

6. 门诊随访计划，包括随访时间及形式，如电话随访、微信随访、面诊、在线门诊等。

7. 如有不适等，应及时返院就诊。

第 3 节　乳房再造术

一、概　述

乳房再造术是通过外科手术方法修复、重建乳房缺失，恢复乳房形态的手术。乳房常见的缺失原因有乳房肿瘤术后、外伤、先天性发育不良和男变女的异性癖者主观上的乳房缺失。乳房再造时机的选择因乳房缺失的原因不同而有所区别：外伤性乳房缺失、先天性乳房发育不良者，宜等待女孩至发育年龄时再行再造；变性术后乳房再造的时机随患者的身心准备情况而定；乳腺癌乳房切除术后可在术后即刻进行乳房再造。

乳房再造所涉及的手术方式主要包括以下几个方面。

1. 乳房皮肤缺失的修复可应用组织扩张器使皮肤扩张，增加皮肤的面积后进行修复；也可采用局部皮瓣转移修复，如上腹部逆行或旋转皮瓣移植等。

2. 在乳房皮肤修复的同时或修复后的一定时期进行乳房形态的塑造，包括应用肌皮瓣移植和假体移植等。

3. 乳头乳晕再造。

4. 修正双侧乳房的不对称性。

二、护理评估

（一）健康史

询问患者有无基础疾病，如免疫系统或造血系统疾病、高血压、糖尿病等；如为乳腺癌术后，需详细询问乳腺癌病理分型与分期、诊疗过程、后期治疗计划（如后期是否还需放疗）等；有无过敏史；吸烟饮酒史；手术应避开月经期、妊娠期。

（二）身心状况

1. 生命体征　体温、血压、脉搏等。

（1）体温 ≥ 37.5℃，合并咳嗽、鼻塞、流涕等上呼吸道感染症状，需治愈后再安排手术。

（2）血压、脉搏异常者，需综合评估后给予处理。

2. 专科情况　检查乳房大小、形态，乳房缺损组织量及缺损的皮肤量；评估原有手术切口瘢痕的位置、走向、硬度、粘连程度、胸壁肌肉的完整性及胸壁皮肤软组织的厚度、弹性和紧张度等；乳房组织有无炎症；局部皮肤有无皮疹、破溃、感染等；评估可能作为供区的腹部、背部等处的组织松弛度、皮下组织厚度、血管情况等。

3. 心理、社会状况

（1）评估患者有无社会心理问题，如焦虑、抑郁、体像障碍、社交和家庭关系障碍等。患者往往因体形的缺陷，常有情绪低落、心情沮丧，甚至存在体像障碍、社交和家庭关系障碍等，其手术愿望强烈，但又担心手术失败，必要时行心理干预后再考虑手术治疗。

（2）了解患者及重要家属（如配偶等）对乳房重建手术的期望：手术期望与患者的生活条件、教育背景、家庭状况、对疾病的心理承受能力等因素相关。医护人员应详细倾听患者及其主要家属对手术的认识与要求，向其解释手术方式、可能出现的并发症及注意事项，并说明再造乳房只是乳房形态上的模仿，没有功能，使其对手术有一个正确的认识，建立合理的预期。讲解各种手术方式和各自的优缺点，尊重患者的选择，使其从内心接受和配合手术治疗。对手术效果预期过高的患者应谨慎采用手术。

（三）辅助检查

1. 心电图检查、胸部 X 线检查、乳腺彩超检查等。

2. 实验室检查包括血细胞分析、血液生化检查、ABO 血型 +Rh 血型、出凝血检查、感染免疫学检测（乙肝、丙肝、HIV、梅毒）等。

三、护 理 措 施

（一）术前护理

1. 饮食指导　术前 8 小时禁食。

2. 术前戒烟戒酒。

3. 沐浴清洁，除去双腋窝、胸部术区的毛发。

4. 行抗生素皮试、准备术中用药，告知药物名称、作用及不良反应等。

5. 手术方式讲解　详细向患者及家属介绍手术方式，包括假体选择、手术切口的设计以及各自的优缺点等，如需植入假体，应综合考虑患者自身特点与需求，选择合适的假体。对乳腺癌术后患者，应由肿瘤科、整形外科、放射科等多学科团队共同会诊，制订患者的手术与后期治疗方案，以确保病员安全。

6. 术前医学照相，至少包括正位、左右 45° 侧位、90° 侧位三个角度照片 5 张，以便术后进行效果对比。

7. 手术当日准备同隆乳术前护理。

（二）术后护理

1. 意识评估及生命体征监测

（1）评估患者意识恢复程度，全麻未完全清醒者，取平卧位，头偏向一侧，注意拉起床栏，预防跌倒或坠床，必要时酌情给予适当的约束。

（2）床旁安置心电监护，监测患者的体温、脉搏、血压、呼吸、氧饱和度等。特别是呼吸型态，如患者主诉胸闷、心慌、气紧，呼吸频率加快时，首先排除是否由于体位、敷料包扎过紧等导致，必要时通知医生，及时给予处理，严禁自行松开包扎的敷料。

（3）疼痛：动态评估疼痛程度、性质、部位及持续时间。轻度疼痛可采用看电视、听音乐等方式转移注意力等；中度及以上的疼痛，应通知主管医生后给予有效处理，处理后注意追踪疼痛缓解的情况。指导患者有效咳嗽，如用软枕保护胸部伤口以减轻伤口疼痛。

2. 体位护理

（1）术后平卧位休息 4 ～ 6 小时，应用腹直肌肌皮瓣再造乳房者，为降低腹部张力，减轻疼痛，麻醉清醒后应取屈膝屈髋位；应用背阔肌肌皮瓣再造乳房者，术后前胸及后背创面较大，要求术后患侧上肢严格制动，必要时可用弹力绷带将患侧上肢与躯干一并包扎。

（2）绝对卧床休息 1 周，卧床期间注意加强翻身以及床上的主动、被动运动，以防压疮和深静脉血栓等的发生。

3. 伤口护理

（1）保持胸部伤口敷料清洁干燥并固定妥善，观察局部有无渗血渗液。

（2）严密观察再造乳房皮瓣的颜色、温度、毛细血管充盈情况及肿胀程度等，及时发现异常情况并汇报医生进行处理。术后当日每半小时观察皮瓣血运，术后 3 ～ 5 天应每小时观察一次，稳定以后每 2 ～ 4 小时观察。若皮瓣色泽红润，皮温是健侧皮温 ±2℃，毛细血管充盈反应良好，无肿胀则提示皮瓣血运良好。皮瓣颜色呈现紫色则提示静脉回流受阻，苍白则提示动脉供血不足；定时、定点监测皮温，并与健侧皮温作对比；毛细血管充盈检查：用棉签压迫皮面使之苍白，移去棉签时皮色在 1 ～ 2 秒内恢复为正常，超过 5 秒或更长时间则提示动脉危象，小于 1 秒提示静脉危象；肿胀：术后 2 ～ 3 天内皮瓣呈轻度肿胀，严重的局部水肿和伤口渗液增多，是皮瓣坏死、液化的先兆。必要时可采用多普勒、红外线成像仪和近红外血氧监测仪等仪器对皮瓣的早期灌注情况进行客观评估。

（3）供区使用弹力绷带加压包扎，保持伤口敷料的清洁干燥固定，如有大量鲜红色血性液体渗出，需及时给予止血处理；外用红外线治疗仪照射供皮区，以加速创面血液循环、减少渗出和减轻疼痛等；如供皮区皮肤瘙痒，切忌用手抓，以免破溃、出血、感染，可外用或口服止痒药止痒。

（4）保持室内合适的温湿度，加强皮瓣局部保暖，以免皮瓣血管收缩或痉挛而影响皮瓣血运。

4. 管道护理

（1）保持胸部血浆引流管通畅，术后当日每小时监测血浆引流液的颜色、量、性状以及血浆引流管负压是否有效。如负压无效或血性液体较多时，应重新更换血浆引流装置，保证术后创腔残余血性液体的有效引流。

（2）妥善固定胸部血浆引流管，带管期间注意加强巡视和宣教，特别是患者夜间熟睡后，一旦发生意外拔管应及时通知医生处理。

（3）拔除血浆引流管：一般放置 3 天，当引流量较少、颜色呈淡红色时，即可考虑拔除。

（4）如安置尿管，注意固定妥善，保持尿管引流通畅，加强会阴护理。一般于术后第 2 天拔除。

5. 饮食护理　麻醉清醒 6 小时后进食少量清流质饮食，逐步恢复普通饮食，忌辛辣、刺激食物。

6. 心理护理

（1）主动关心患者及家属，有疑虑时应耐心解释。对术中情况及术后配合要点进行详细介绍，如早期进食、早期下床、疼痛护理以及血浆引流管维护等，以促进患者术后快速康复。

（2）告知患者术后出现不适的原因及缓解方式，减轻其焦虑、紧张情绪。

7. 用药护理　遵医嘱正确用药，告知患者药物的主要作用及可能的不良反应等，主动发现不良反应并告知医护人员，以便能及时处理。

8. 常见并发症的观察及处理

（1）出血和血肿：由于术中切取的皮瓣组织量较大，且背部或腹部供瓣区不宜加压包扎，因此术后除了观察乳房有无出血和血肿外，也应警惕供瓣区情况。主要原因见于患者存在凝血功能异常；创面未进行彻底止血；术中操作粗暴，损伤了较多的组织和血管；术后未进行有效加压包扎；术后早期剧烈活动等。术前应排除血液系统疾病，完善出凝血检查，避开女性月经期；术中分离腔隙时掌握好层次，彻底止血，术毕安置血浆引流管；术后酌情使用止血药物；少量出血可局部加压包扎、应用止血药；如出血较多或血肿较大时应立即手术探查止血。

（2）皮瓣血运障碍：严密观察再造乳房皮瓣的颜色、温度、毛细血管充盈情况及肿胀度等。一旦发生皮瓣血运障碍，可通过抗凝、溶栓等治疗，必要时手术探查。如后期皮肤出现小区域坏死且有肌肉覆盖，可清创后换药处理；如坏死区域面积较大，则需再次手术处理。

9. 使用假体和扩张器的乳房重建术常见并发症包括包膜挛缩、假体移位、假体破裂或渗漏等。

四、健康教育

1. 保持胸部伤口敷料清洁、干燥、固定，遵医嘱换药和拆线（一般为术后2周）。张力大的部位适当延缓拆线时间。

2. 拆线后继续使用胸带固定至术后3周；3周后穿戴合适的弹性胸罩或弹力背心3～6个月，以减少伤口张力，防止瘢痕增生，并可避免再造的乳房移位。

3. 术后擦洗胸部时应注意水温，防止烫伤或冻伤。

4. 皮瓣供区术后康复训练

（1）采用腹壁下动脉穿支皮瓣者，术后2周保持屈膝屈髋位休息，使用腹带加压包扎3个月，随后使用塑身裤半年；下床活动早期，可先将上身前倾后逐渐恢复直立行走和日常生活；术后2个月开始每天锻炼腹肌。

（2）取背阔肌皮瓣者，术后1周开始做肩关节被动活动，每天2～3次；拆线后逐步恢复肩关节正常活动。

5. 术后3个月内患侧上肢避免做剧烈运动、过度上举及提重物，以防伤口裂开或再造乳房移位等。3个月后酌情活动锻炼。

6. 门诊随访计划，包括随访时间及形式，如电话随访、微信随访、面诊、在线门诊等。随访内容包括乳腺癌的肿瘤学随访、乳房外形与对称性、切口瘢痕、供区功能、假体完整性、有无并发症等。

第4节　乳房缩小成形术

一、概　　述

乳房脂肪、腺体组织及结缔组织等过度增生导致乳房体积异常增大，称为乳房肥大，俗称巨乳症。乳房肥大常伴有不同程度的乳房下垂，严重者其乳房下缘可超过脐，甚至达到耻骨水平，造成形体臃肿、胸部压迫感和颈肩部酸痛等不适，不仅破坏了女性的曲线美，也给患者的生活带来诸多不便与烦恼，患者往往承受着巨大的肉体及精神的压力。

乳房缩小成形术是通过切除部分乳房皮肤、乳腺组织，使乳房形体缩小和乳房位置改善，并进行乳头、乳晕整形的一类整形技术。主要的手术方式有倒T切口乳房缩小成形术、垂直切口乳房缩小成形术和双环法乳房缩小成形术等。

1. 倒T切口乳房缩小成形术　主要适用于中度及重度乳房肥大及下垂者，该术式乳头、乳晕血供较好，较少发生乳头乳晕坏死。缺点是切口过长，术后留有较明显的瘢痕。

2. 垂直切口乳房缩小成形术　术后远期效果良好，乳房凸度较好，形态美观自然。缺点是部分患者可能出现乳房下皱襞切口延期愈合的情况。

3. 双环法乳房缩小成形术　适用于轻、中度乳房肥大及下垂，术后仅遗留乳晕外环切口瘢痕。缺点是术后早期常遗留乳晕缘放射状皱纹，但放射状皱纹一般于术后6～10个月消失。

乳房缩小成形术术前及术后效果对比，见图11-4和图11-5。

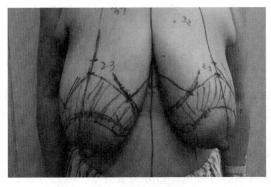
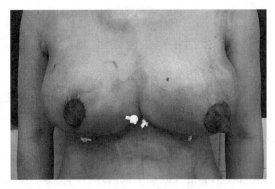

图 11-4　乳房缩小成形术前　　　　图 11-5　乳房缩小成形术后 2 周

二、护 理 评 估

（一）健康史

询问患者有无基础疾病，如免疫系统或造血系统疾病、高血压、糖尿病等；有无口服阿司匹林、维生素 E、避孕药等（术前 2 周应停服）；有无过敏史；吸烟、饮酒史；手术应避开月经期、妊娠期。

（二）身心状况

1. 生命体征　体温、血压、脉搏等。

（1）体温 ≥ 37.5℃，合并咳嗽、鼻塞、流涕等上呼吸道感染症状，需治愈后再安排手术。

（2）血压、脉搏异常者，需综合评估后给予处理。

2. 专科情况　检查乳房、乳头、乳晕的大小、形态和位置，乳房下垂程度；乳房组织有无炎症、包块，腋窝淋巴结有无肿大，乳头有无分泌物；局部皮肤有无皮疹、糜烂、破溃、感染等，特别是乳房下皱襞处；乳房肥大对身体的影响，如颈肩背疼痛、上肢麻木等。

3. 心理、社会状况

（1）乳房肥大者，形体臃肿，且多有胸部压迫感和颈肩部酸痛等不适，往往承受着巨大的肉体及精神的压力。医护人员应注意给予关心，评估患者有无焦虑、抑郁等心理问题。必要时先给予心理干预后再行手术治疗。

（2）了解患者及重要家属（如配偶等）对手术的预期。患者往往因乳房肥大导致躯体痛苦和精神压抑，因此对手术存在较高期望。应详细倾听患者及家属寻求手术的原因及其对手术的认识与要求（如术后有无哺乳需求等），向患者解释手术方式、可能出现的并发症及注意事项，让患者及家属对治疗有正确的认识及合理的预期。对于存在不切实际期望的患者，应慎重为其手术，以免在后续产生医疗纠纷。

（三）辅助检查

同本章乳房再造术。

三、护 理 措 施

（一）术前护理

1. 术前医学照相，胸部拍摄范围为上至锁骨，下至脐，双臂自然下垂，至少包括正位、左右 45° 侧位、90° 度侧位照片。

2. 每日清洁沐浴，特别注意彻底清洗乳房下皱襞处皮肤，如有皮肤糜烂、湿疹等情况，可用碘伏消毒后包扎。

笔记

67

3. 其余准备同本章隆乳术术前护理。

（二）术后护理

1. 意识评估及生命体征监测

（1）评估患者意识恢复程度，床旁安置心电监护，监测患者的体温、脉搏、血压、呼吸、氧饱和度等。特别是呼吸型态，如患者主诉胸闷心悸、气紧，呼吸频率加快时，排除体位、敷料包扎过紧等原因后，应及时通知医生给予处理。

（2）疼痛护理：由于手术创伤较大，多数患者在术后倍感疼痛，因此可建议患者在术中安置静脉自控镇痛泵，以利于术后疼痛的控制，提高患者术后舒适度；指导患者有效咳嗽的方法，如用软枕保护胸部伤口以减轻伤口疼痛；动态评估患者的疼痛情况，并针对疼痛的程度给予不同的镇痛处理。

2. 体位护理

（1）平卧位休息 4～6 小时后可取半卧位，以减少术区张力，利于引流。

（2）术后第 2 天下床活动，逐渐增加活动量，下床活动期间，应注意妥善固定引流管。

3. 伤口护理

（1）保持胸部伤口敷料清洁干燥并固定妥善，观察局部有无渗血渗液。如术区出现急性肿胀、疼痛、瘀斑等，则提示可能有血肿形成，应及时通知医生处理。

（2）乳头和乳晕纱布覆盖处应留一个与乳头直径大小相同的孔洞，露出乳头，四周用纱布覆盖后再行伤口的加压包扎定型，便于观察乳头、乳晕及局部皮瓣的血液循环。动脉供血不足时表现为乳头、乳晕苍白，静脉回流障碍表现为乳头乳晕复合体呈现青紫、肿胀。

4. 管道护理

（1）保持胸部血浆引流管通畅，术后当日每小时监测血浆引流液的颜色、量、性状及负压是否有效。如负压无效或血性液体引流较多时，应重新更换血浆引流装置，保证术后创腔残余血液的有效引流。

（2）妥善固定胸部血浆引流管，带管期间注意加强巡视和宣教，避免引流管受压、打折及脱管等，特别是夜间熟睡后及下床活动时。

（3）拔除血浆引流管：一般放置 2 天，当引流量减少、颜色呈淡红色时，可考虑拔除。

5. 饮食护理　麻醉清醒 6 小时后进食少量清流质饮食，逐步恢复为普通饮食，忌辛辣、刺激食物。

6. 心理护理

（1）主动关心患者，对术中情况及术后配合要点进行详细介绍，讲解术后产生疼痛、不适的原因及缓解方式，减轻患者的焦虑、紧张情绪。

（2）由于该手术创伤较大，加之术后伤口包扎固定、管道较多及疼痛等原因，患者术后生活自理能力降低，术后应加强巡视，协助其进行翻身、大小便等，以减轻患者的无助感。

7. 用药护理　遵医嘱正确用药，包括抗菌药物及止血药物等，并注意观察有无不良反应，行药物相关健康宣教。

8. 常见并发症的观察及处理

（1）出血及血肿：可因术中止血不彻底；术后引流不畅等引起，主要表现为胸部伤口敷料有鲜红色血性液体渗出且渗血范围进行性扩大，血浆引流液短时间内突然增多、颜色鲜红，术区胀痛不适、淤血、局部隆起等。故应在术中彻底止血，术后放置血浆引流管；术后严密观察术区伤口敷料渗血及血浆引流液情况；少量出血可适当加压包扎，应用止血药物，大量出血需手术探查；较小的血肿可使用注射器抽吸或低位拆开 1～2 针缝线挤出积血后加压包扎，大的血肿需切开引流。

（2）乳头、乳晕坏死：主要与乳头、乳晕的蒂太长或蒂部血供途径受损等有关，也可因术后处理不当引起，如血肿未及时处理等。主要表现为坏死侧乳头、乳晕水肿明显，颜色深于对侧，随时间推移，水肿加重，颜色加深，呈淡紫色、青紫色，皮温降低，感觉迟钝或消失，严重者乳头乳晕有浮出感，切口周围有黑色血性液渗出。故应正确选择手术方式；术中精细操作；术后严密监测乳头、乳晕的血液循环；遵医嘱使用改善循环的药物；保守治疗无效时后期需再次植皮手术治疗。

（3）感染：主要表现为局部红、肿、热、痛，伤口不愈合和出现脓性分泌物等。原因常见于手术时对乳房组织血供破坏较大，使脂肪或腺体组织失去活力；术后血肿等。故应术前排除乳腺局部的感染灶；术中严格无菌操作；术后彻底引流；一旦发生，重点是加强局部换药，引流液化的脂肪组织及分泌物，局部使用抗菌敷料，必要时全身使用抗生素等。

（4）皮肤坏死：术后局部皮肤坏死（图 11-6），常发生于分离较广泛的区域，或是垂直切口和横切口的交界处，多是由于切口皮肤缝合张力太大所致。故应术前精确手术设计；术中细致操作；尽量避免皮肤缝合张力过大，必要时术后使用减张器等。

四、健康教育

1. 保持胸部伤口敷料清洁干燥固定，遵医嘱换药和拆线（一般为术后 10 ～ 14 天拆线）。张力大的部位适当延缓拆线或间断拆线。

2. 术后 7 天可进行轻微日常运动，术后 1 个月内限制双上肢的活动，避免牵拉、碰撞术区，术后 2 个月内不宜进行游泳、球类、举重等剧烈活动，以免影响伤口愈合。

3. 拆线后嘱患者穿戴弹力塑形胸罩（图 11-7）2 ～ 3 个月，以起到压迫和塑形的作用，3 ～ 6 个月后再穿戴有承托作用的适宜大小的胸罩，以维持乳房形状。

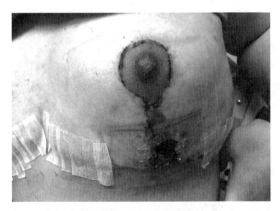

图 11-6　术后皮肤坏死

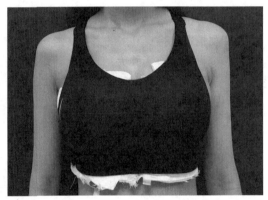

图 11-7　弹力塑形胸罩

4. 乳房缩小成形术切口较长，拆线后 1 周可采用预防瘢痕增生治疗，如使用瘢痕贴、硅酮霜、减张胶布等，使用 6 ～ 12 个月。如瘢痕增生明显者，半年后可考虑激光或激素注射等治疗。

5. 门诊随访计划，包括随访时间及形式，如电话随访、微信随访、面诊、在线门诊等。

6. 如有不适等，应及时返院就诊。

第 5 节　乳房下垂矫正术

一、概　述

乳房下垂是指乳房位置和形态的异常，主要表现为乳头乳晕复合体位置的下降、乳房实质组织的下移及皮肤松弛等，与年龄增长、乳房肥大、体重骤减、哺乳及发育畸形等导致乳房皮肤及腺体内支持结构松弛、弹性降低等有关。

乳房下垂矫正术的目的是提升乳头乳晕复合体的位置，将腺体上提固定以改善上极欠饱满；保持或增大乳房体积以紧致皮肤，去除多余皮肤，解决外被皮肤与腺体体积不相称的问题。乳房下垂的手术方法较多，主要有双环法乳房下垂矫正术和垂直切口乳房下垂矫正术。乳房下垂矫正术术前及术后效果对比，见图 11-8 和图 11-9。

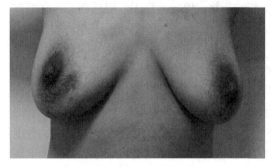

图 11-8　乳房下垂矫正术前

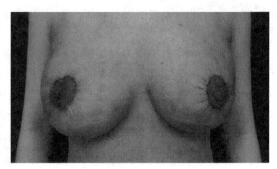

图 11-9　乳房下垂矫正术后 2 周

二、护 理 评 估

（一）健康史

询问患者乳房病史，包括既往乳房手术史、乳房疾病家族史等；有无基础疾病，如免疫系统或造血系统疾病、高血压、糖尿病等；有无口服阿司匹林、维生素 E、避孕药等（术前 2 周应停服）；有无过敏史；吸烟饮酒史；手术应避开月经期、妊娠期。

（二）身心状况

1. 生命体征　体温、血压、脉搏等。

2. 专科情况　检查乳房的大小、形态、位置和对称性，乳房下垂程度；乳房组织有无炎症、包块，腋窝淋巴结有无肿大，乳头有无分泌物；乳房皮肤的整体质量、延伸度；局部皮肤有无皮疹、破溃、感染及瘢痕等。

3. 心理、社会状况

（1）评估患者的心理状态，有异常情况及时汇报医生，必要时给予心理治疗后再考虑手术治疗。

（2）了解患者及重要家属（如配偶等）对手术的预期。详细倾听患者及主要家属寻求手术的原因及其对手术的认识与要求，对希望上极饱满和（或）要求体积增大的患者应当考虑在乳房上提固定术的同时进行假体填充。充分交代手术的风险，如切口瘢痕、乳头感觉功能的丧失、不能哺乳、下垂复发、乳头坏死及植入假体的相关风险等。向患者解释手术方式及注意事项，让患者及家属对治疗有正确的认识及合理的期望。对于存在不切实际期望者，应慎重为其手术，以免后续产生医疗纠纷。

（三）辅助检查

同本章乳房再造术。

三、护 理 措 施

（一）术前护理

同本章隆乳术。

（二）术后护理

1. 意识评估及生命体征监测

（1）评估患者意识，床旁安置心电监护，动态监测患者的体温、脉搏、血压、呼吸、氧饱和度等。

笔记

（2）动态评估患者的疼痛情况，并针对疼痛的不同程度给予不同的镇痛处理。

2. 体位护理　平卧位休息 4～6 小时后可取半卧位，术后第 2 天下床活动，逐渐增加活动量。

3. 伤口护理

（1）保持胸部伤口敷料清洁干燥并固定妥善，观察局部有无渗血渗液。

（2）胸部伤口用敷料加压包扎定形时，应露出乳头乳晕，便于观察乳头、乳晕及局部皮瓣的血液循环。

（3）重视患者主诉，如有呼吸困难、术区胀痛等症状时，应立即检查胸部伤口敷料是否包扎过紧或伤口存在皮瓣下出血等情况。

4. 管道护理

（1）保持胸部血浆引流管通畅，术后当日每小时监测血浆引流液的颜色、量、性状及负压是否有效。如负压无效或血性液体引流较多时，应重新更换血浆引流装置，保证术后创腔残余血性液体的有效引流。

（2）妥善固定胸部血浆引流管，带管期间注意加强巡视和宣教，特别是患者夜间熟睡后及下床活动时。

（3）拔除血浆引流管：一般放置 2 天，当引流量减少、颜色呈淡红色时，可考虑拔除。

5. 饮食护理　麻醉清醒 6 小时后进食少量清流质饮食，逐步恢复普通饮食，忌辛辣、刺激食物。

6. 心理护理　主动关心患者，耐心解答其疑惑，对术中情况及术后配合要点进行详细介绍，讲解术后产生疼痛、不适的原因及其缓解周期，减轻患者的焦虑、紧张情绪。

7. 用药护理　遵医嘱正确用药，并注意观察有无不良反应，行药物相关健康宣教。

8. 常见并发症的观察及处理　包括出血、感染、切口瘢痕增生、乳头感觉功能的丧失、乳头坏死及植入假体的相关并发症。

四、健康教育

1. 保持胸部伤口敷料清洁、干燥、固定。遵医嘱换药和拆线（一般为术后 10～14 天拆线），张力大的部位适当延缓拆线或间断拆线，拆线后 1 周可采用预防瘢痕增生的药物，如使用瘢痕贴、硅酮霜等。

2. 指导患者穿戴弹力塑形胸罩持续 2 周。

3. 术后 2 周内避免剧烈运动及抬举活动。

4. 如有不适等，应及时返院就诊。

第12章

会阴及外生殖器美容手术的护理

会阴部承担着排泄、性生活、生育等重要功能。会阴部结构复杂、部位隐私、涉及人体多种重要功能，且与个人心理健康等密切相关。女性会阴部的主要美容手术有小阴唇整形术、阴道紧缩术、处女膜修复术和阴道再造术，男性会阴部的主要美容手术有阴茎延长术、阴茎增粗术和阴茎再造术。

第1节　小阴唇整形术

一、概　　述

小阴唇位于尿道外口和阴道外口的两侧，具有保持阴道口湿润、防止外来物污染和维持阴道自净等作用，小阴唇内外光滑、湿润，分布着丰富的神经末梢，是性敏感区之一。

小阴唇的正常宽度一般为 1.5 ～ 2cm，高出大阴唇 0.5cm，如小阴唇形体肥大，高出大阴唇 1cm 以上者称为小阴唇肥大，有时左右不对称或仅一侧肥大。小阴唇肥大或不对称可部分或完全封闭阴道口，导致阴道分泌物潴留，诱发外阴炎症或泌尿系感染等；可能导致排尿时的尿流方向发生改变，甚至导致大腿根部或外阴多处被尿液打湿；性生活时阻碍阴茎进入或被带入阴道内导致摩擦过度而引起疼痛；如小阴唇超出大阴唇过多，穿紧身裤可能引起不适、疼痛，甚至影响骑车、骑马等运动，影响患者的正常生活。临床中最常见的小阴唇整形术主要是针对小阴唇肥大或不对称而进行的小阴唇缩小整形术。手术的目的是通过缩小、变薄、收紧小阴唇，以减少小阴唇肥大或不对称所导致的不适，同时也使小阴唇看起来更加美观。常见的手术方式有边缘弧形切除术、楔形切除术和中部去表皮术等。

二、护理评估

（一）健康史

询问患者有无基础疾病；有无生殖道性传播疾病，如梅毒、HIV 等；有无过敏史；手术应避开月经期、妊娠期。

（二）身心状况

1. 生命体征　评估体温、血压、脉搏等有无异常。

2. 专科情况　评估小阴唇的大小、形状及肥大的程度等，外阴有无炎症等。

3. 心理、社会状况

（1）了解患者对手术的预期：应详细了解其具体需求，术前进行充分沟通和指导，告知患者每个人的自身条件不同，手术方式应综合考虑患者的客观条件和需求。告知术后注意事项、术后水肿消退时间、手术效果和可能出现的并发症等，使患者对手术效果有恰当的预期。对于抱有不切实际想法的患者，应谨慎手术治疗。

（2）注意患者的隐私保护。

（三）辅助检查

辅助检查包括血细胞分析、出凝血检查、感染免疫学检测（乙肝、丙肝、HIV、梅毒）等。

三、护理措施

（一）术前护理

1. 核对患者身份信息，协助签署各类医学沟通单，如手术知情同意书等。
2. 术前宣教　一般为局麻手术，不必禁食；术前 3 天每日清洗外阴，保持外阴清洁。

（二）术后护理

1. 生命体征监测。
2. 伤口护理
（1）保持局部伤口敷料的干燥固定，观察有无持续性新鲜血液渗出以及进行性肿胀等发生。
（2）如术后小阴唇局部水肿可间断冰敷。
（3）大小便时尽量避免污染伤口，便后可使用 5% 碘伏消毒伤口局部。
（4）术中使用可吸收缝线者，可不拆线；如为不可吸收缝线，一般于术后 1 周拆线。
3. 常见并发症的观察及处理
（1）出血：是小阴唇手术最常见的并发症之一，主要与小阴唇组织本身血供丰富且组织较为疏松，手术中不容易彻底止血以及术后剧烈运动等有关。应在术中充分止血；缝合时分层缝合，不留无效腔；术后早期勿剧烈活动；少量出血无须处理，如出血过多应考虑拆除缝线，止血后再次缝合。
（2）水肿：术后轻度肿胀属正常现象，一般于术后 1 周消退。严重的水肿可能与局部炎症反应、局部淋巴液潴留等有关。应在设计小阴唇瓣时一定要尽量保留较宽的蒂部，以减少淋巴回流障碍；出现水肿建议观察 3～6 个月，确认不能恢复后，可考虑再次行边缘弧形切除术，将肿大的小阴唇边缘切除，以获得正常外观的小阴唇。
（3）伤口愈合不良：包括伤口裂开和伤口延迟愈合。主要原因见于术中局部缝合层次不够，形成了无效腔，诱发血肿感染；下方楔形切除时保留阴唇瓣的血供破坏较多，抗感染能力下降，可导致伤口裂开等。应在组织缝合时尽量用细的可吸收缝线进行多层次的缝合，以减少无效腔；小阴唇瓣的血供和淋巴回流均要尽量保留，以保证局部的抗感染能力；一旦伤口裂开，可行坐浴治疗 2 周后再考虑进行延迟缝合。

四、健康教育

1. 保持伤口敷料清洁干燥，大小便后可用碘伏消毒局部伤口。
2. 手术 2 周后可适度活动并恢复基本日常生活，但禁止剧烈活动，如骑车、游泳等。手术 4 周后方可适当进行剧烈活动。
3. 术后当天即可淋浴，术后 4 周内避免盆浴及性生活。
5. 门诊随访计划，包括随访时间及形式，如电话随访、微信随访、面诊、在线门诊等。
6. 如有不适等，应及时返院就诊。

第 2 节　阴道紧缩术

一、概　　述

阴道松弛泛指各种原因导致的阴道管径增大和（或）阴道收缩力下降，常被认为是伴随分娩、衰老、绝经等发生的一种自然进程，但是部分女性可能会伴随阴道壁膨出或脱垂、压力性尿失禁、膀胱过度活动、性生活阴道感觉下降等，影响患者的生活质量。

阴道松弛产生的原因和表现的症状不同，治疗手段也不同，目前多强调综合性治疗，可分为物理治疗、药物治疗、自主训练和手术治疗。手术治疗主要包括切除黏膜的阴道紧缩术、保留黏膜的阴道紧缩术、会阴体重建的阴道紧缩术、埋线法阴道紧缩术和激光法阴道紧缩术等。

二、护理评估

（一）健康史

了解患者的年龄、婚姻状况、生育史、月经史；询问有无基础疾病，特别是有无出血倾向的疾病、高血压、尚未控制的糖尿病等；如有口服活血化瘀药物，需在术前 2 周停用后方可手术；有无过敏史；有无生殖道性传播疾病，如 HIV、梅毒；手术应避开月经期、妊娠期。

（二）身心状况

1. 生命体征　体温、血压、脉搏、呼吸等。

2. 专科情况　评估阴道的松紧度，阴道及外阴有无炎症等。最好的手术时机是在月经干净 3～5 天后至下次月经来潮 10 天前；对于妊娠分娩妇女，一般以产后 3～6 个月为宜，并建议在半年内不宜再次妊娠；如有较严重的阴道或外阴感染，应将炎症治愈后 2 周再行手术。

3. 心理、社会状况

（1）评估患者有无焦虑、抑郁等心理问题。

（2）了解患者及重要家属（如配偶等）对手术的动机及预期。术前进行充分沟通，了解患者手术的原因，部分患者因性生活不和谐而存在自卑心理，应注意沟通环境的私密性，认真分析其心理顾虑或恐惧的原因，并给予针对性的疏导。告知患者手术只能一定程度上修复阴道相关的支持结构、缩小阴道、改善外观及改善性感受，但对社会心理因素所导致的性功能障碍是没有效果的，使患者对手术效果有恰当的预期。对于抱有不切实际想法的患者，应慎重为其行手术治疗，以免后续产生医疗纠纷。

（3）尊重患者，言行举止恰当，建立尊重、理解、同情和信任的护患关系，保护患者的隐私。

（三）辅助检查

1. 心电图检查、胸部 X 线检查、阴道彩超检查等。

2. 实验室检查包括血细胞分析、血液生化检查、ABO 血型 +Rh 血型、出凝血检查、感染免疫学检测（乙肝、丙肝、HIV、梅毒）等，采血前嘱禁食禁饮 8 小时以上。

三、护理措施

（一）术前护理

1. 饮食指导　术前 3 天开始无渣半流质饮食，术前一晚禁食、口服缓泻剂，术晨清洁灌肠。

2. 术前戒烟戒酒。

3. 术前 3 天，每日使用 1：5000 的高锰酸钾溶液进行阴道冲洗。术前沐浴，清洁会阴部，并剔除会阴部毛发。

4. 术前一天行抗生素皮试、准备术中用药，告知药物名称、作用及不良反应等。

5. 手术方式介绍　详细向患者及家属介绍手术方式及其优缺点等，综合患者的意愿选择合适的手术方式。

6. 术前一晚保证充足的睡眠，必要时可口服地西泮。

7. 术晨再次评估患者有无呼吸道感染症状等，有无月经来潮；取下可活动义齿及首饰，特别是金属饰品等。

8. 术前 30 分钟建立静脉通道，便于术前及术中用药。

（二）术后护理

1. 生命体征监测　床旁安置心电监护，监测患者的体温、脉搏、呼吸、血压等，如有异常，应报告医生进行综合评估后处理。

2. 体位护理　全麻清醒后取半坐卧位，适当抬高床尾；术后卧床休息 12 ~ 24 小时，避免下床活动。

3. 伤口护理

（1）保持阴道填塞的纱条妥善固定，该纱条主要是起压迫止血的作用，一般于手术 24 ~ 48 小时后取出。

（2）注意观察阴道出血、尿液颜色及尿量等，观察阴道分泌物的性质和气味等。发现大量血性或脓性分泌物并伴有异常气味者，应警惕伤口感染的可能。

（3）保持外阴的清洁干燥，每次大小便后及每日应使用 5% 碘伏或 1：5000 的高锰酸钾溶液冲洗外阴，1 ~ 2 次 / 天。

（4）术中使用可吸收缝线者，可不拆线；如为不可吸收缝线，一般于术后 1 周拆线。

（5）术后部分患者如存在排尿困难，可保留尿管 1 天。留置尿管期间，加强尿管护理，并妥善固定尿管。

4. 饮食护理　术后 3 天进食少渣饮食，3 天后改为普通饮食。多饮水，多进食高维生素的食物，以保持大便通畅。

5. 用药护理　遵医嘱使用抗生素 1 ~ 2 天，以防术后切口感染，观察用药期间有无不良反应的发生。

6. 常见并发症的观察及处理

（1）出血：阴道黏膜肌层以外的结缔组织中充满了血窦，以适应阴道和直肠的功能状态，这些血窦多半是静脉，血管壁缺乏肌层，因此一旦破裂出血较多时不易止血，而反复止血则可能会导致直肠阴道瘘。临床表现为术后阴道有鲜红色的血液流出，或有会阴下坠感，后壁血肿肛指检查可触及血肿包块。少量出血或小的血肿，可用纱布填塞阴道，局部加压止血；大量出血或大的血肿，则需要清除血肿后彻底止血，再进行缝合。

（2）感染：主要与阴道炎症、术前阴道准备不充分等有关。表现为阴道异常分泌物，伴臭味，严重者可出现体温升高、白细胞计数升高等。术前应进行充分准备，排除急性泌尿生殖道炎症，术前 1 ~ 2 天给予肠道准备等；术中注意无菌操作，有效止血，缝合时避免遗留无效腔；术后 1 ~ 2 天使用抗生素预防感染；术后予碘伏消毒外阴 2 次 / 天；一旦发生感染应加强局部换药，保持局部清洁干燥，必要时使用抗生素抗感染治疗。

（3）伤口裂开：主要因局部感染、血肿或过早的剧烈运动等引起。术前应积极治疗阴道炎症；术中彻底止血，消灭无效腔；指导患者术后 2 个月内避免剧烈活动。

（4）局部感觉不适：紧缩后的局部不适主要有局部疼痛和性交痛。前者可能与局部剥离、缝合时伤及感觉神经，局部形成瘢痕的压迫有关；后者可能是黏膜去除较多，在阴道口部位形成张力带，在性生活中撕扯牵拉造成。术中操作应注意解剖层次，尽量少去除黏膜组织；一旦形成局部张力带，可局部改形，通过纵切横缝消除局部张力；对于压迫性的神经痛，可考虑局部按摩、药物注射或再次分离等方法。

（5）直肠阴道瘘：阴道直肠间隔很小，如果剥离、止血或缝合时损伤较重，则可能会形成直肠阴道瘘。防治：完善术前肠道准备；术中发现损伤，即刻进行修补，术后禁食 5 ~ 7 天，抗感染治疗；术后发生低位瘘者可经阴道或直肠进行修补术，高位瘘则通过重复性直肠切除吻合及大网膜间置治疗。通常在控制炎症的前提下，待手术 3 ~ 6 个月后再行手术治疗。

四、健康教育

1. 保持会阴部清洁，术后 1 天即可淋浴，4 周内不建议盆浴，避免伤口未痊愈造成逆行感染。

2. 手术 2 周后可适度活动并恢复基本日常生活，术后 2 个月内避免性交、负重、便秘、大幅度运动和骑跨运动等。

3. 如阴道填塞的纱条有持续性新鲜血液渗出，局部伤口有红、肿、热、痛等现象时，应及时来院复诊。

4. 术后按时返院复查，评估阴道紧缩的程度和伤口恢复情况。

第 3 节　处女膜修复术

一、概　　述

处女膜是在阴道口处菲薄、质脆、血供不佳的环行黏膜皱褶。圆环形的处女膜在处女膜各形态中最常见者。一般来说，处女膜口的直径 ≤ 1cm 是处女膜完整的标志。穿透处女膜的损伤（性交、外伤、手术操作等）可能会导致处女膜深达基底的裂痕，破坏处女膜的完整性。处女膜作为一个屏障，对女性的生殖系统起着保护的作用，但成年后的处女膜并无生理功能。处女膜修复术最佳时机是第一次性交后即刻，处女膜或处女膜边缘仍可清晰探及。常用的处女膜修复手术主要包括边缘修整缝合术、边缘瓦合修复术、处女膜环缩修复术和三层缝合法处女膜修复术等。

二、护理评估

（一）健康史

询问患者的年龄、婚姻状态；处女膜破裂的原因和时间；有无基础疾病；有无过敏史；手术应避开月经期、妊娠期。

（二）身心状况

1. 生命体征　体温、血压、脉搏、呼吸等正常者方可手术。

2. 专科情况　评估处女膜破裂的程度，阴道有无炎症等。最好的手术时机是在月经期结束 3 ～ 5 天后；如有较为严重的阴道或外阴感染，应将炎症治愈后 2 周再行手术。

3. 心理、社会状况

（1）评估患者有无焦虑、抑郁等心理问题。要注意耐心倾听患者的主诉，尊重患者，言行举止恰当，保护患者的隐私。对于存在中重度心理问题的患者应先进行心理干预后再行手术治疗。

（2）了解患者对手术的预期：应详细了解其具体需求，术前进行充分沟通和指导，告知处女膜的解剖、功能、处女膜与性生活阴道出血的相关性、手术效果、成功率大小及可能的并发症等，使患者对手术效果有恰当的预期。

（三）辅助检查

辅助检查包括血细胞分析、出凝血检查、感染免疫学检测（乙肝、丙肝、HIV、梅毒）等。

三、护理措施

（一）术前护理

1. 饮食指导　一般为局麻手术，不必禁食。

2. 术前 3 天，每日使用 1：5000 的高锰酸钾溶液进行阴道冲洗。

3. 术前沐浴，清洁会阴部，并剔除会阴部毛发。

（二）术后护理

1. 生命体征监测。

2. 伤口护理

（1）观察阴道有无持续性新鲜血液渗出以及进行性肿胀等发生，观察尿液颜色。

（2）保持会阴部清洁，穿宽松的棉质内裤。

（3）每日使用 0.5% 碘伏消毒液或 1∶5000 的高锰酸钾溶液等消毒或清洗外阴和阴道口 1 ～ 2 次 / 天。

3. 常见并发症的观察及处理

（1）复裂：术后复裂是处女膜修复术最常见的并发症。一般报道的处女膜修复术的成功率在 40% ～ 80%，这与处女膜的解剖特点密切相关，血供较差、组织薄弱、污染较重和承受张力等因素均不利于伤口的愈合。防治应选择适宜的手术时机；治愈局部炎症后再行手术；提高手术技术水平；术后加强保护，特别是注意术后 2 个月内避免剧烈活动等；对于迫切需要解决者，可进行应急修复，否则可在术后 3 个月尝试再次修复。

（2）术后疼痛：可能与局部瘢痕压迫了感觉神经的传入纤维等有关。故处女膜修复剥离时不宜范围过大；术后性生活不宜开始过早（应在 2 个月以上），以免性生活撕开伤口，引起局部持续性疼痛；治疗上可采用局部按摩、药物注射或重新分离缝合的方法。

四、健康教育

1. 饮食指导　进食清淡、易消化、富含膳食纤维的饮食。必要时使用大便软化剂，以保持大便通畅，避免便秘。

2. 术后当天即可淋浴，4 周内不建议盆浴，避免伤口未痊愈造成逆行感染。

3. 术后 2 个月内避免性交、负重、大幅度运动和骑跨运动等，以防伤口裂开。

4. 术后如出现第 1 次月经不能通畅流出者，需及时返院复诊。

第 4 节　阴道再造术

一、概　　述

阴道再造术主要是应用在女性或要求女性身份的患者，由于先天性、外伤性、产伤、肿瘤以及性别转变等原因，导致缺乏功能完善的阴道，而又存在性生活要求时需要进行阴道再造。主要是应用于先天性无阴道、阴道闭锁、损伤后阴道缺损等患者。手术方式包括游离组织移植法（自体组织移植如全厚皮片、中厚皮片、口腔黏膜和异体组织移植如羊膜等）、带蒂组织移植法（如阴唇皮瓣、腹股沟皮瓣等）和人工材料阴道再造术（脱细胞异体真皮基质等）等。

二、护理评估

（一）健康史

询问患者的年龄、婚姻状态、性取向；有无基础疾病；有无过敏史；手术应避开月经期、妊娠期。

（二）身心状况

1. 生命体征　体温、血压、脉搏、呼吸等。

（1）体温 ≥ 37.5℃，合并咳嗽、鼻塞、流涕等上呼吸道感染症状，需治愈后再安排手术。

（2）血压、脉搏异常者，需综合评估后给予处理。

2. 专科情况　评估有无阴道或缺失的程度，会阴部有无炎症等，如有较为严重会阴部感染，应将炎症治愈后 2 周再行手术；检查供区的皮肤情况，如拟取口腔黏膜者，应注意评估口腔的情况，如有无溃疡等。

3. 心理、社会状况

（1）评估患者有无焦虑、抑郁等心理问题。患者往往由于先天、后天或性别认同的问题，存在着较大的心理负担，医护人员应主动关心患者，尊重患者，引导其说出手术的原因、困惑等，从而给予针对性的心理护理。对存在严重心理问题的患者应暂停手术，先进行专业的心理治疗后再考虑手术。

（2）了解患者及重要家属对手术的预期。应详细了解其具体需求，术前进行充分沟通和指导，告知其可能的手术效果、成功率以及并发症等，使患者对手术效果有恰当的预期。

（3）尽量将患者安置在单间病房，提供私密、安全、舒适的环境，言行举止恰当，尊重患者的人格，保护患者的隐私。

（三）辅助检查

1. 心电图检查、胸部 X 线检查和腹部 B 超检查。

2. 实验室检查包括血细胞分析、血液生化检查、ABO 血型 +Rh 血型、出凝血检查、感染免疫学检测（乙肝、丙肝、HIV、梅毒）等，采血前嘱禁食禁饮 8 小时以上。

三、护理措施

（一）术前护理

1. 饮食指导　术前 3 天开始进食半流质饮食，术前一天晚 20：00 禁食、口服缓泻剂，术前一晚和术晨清洁灌肠，直至排出的液体中无大便残渣。

2. 拟取口腔黏膜行阴道再造者，术前 3 天开始使用特定漱口液含漱以减少口腔细菌数，避免进食过烫或辛辣的饮食，以免形成口腔溃疡等。

3. 皮肤准备的区域包括腹部、两侧大腿和会阴部，术前沐浴后做好清洁并剔除毛发。

4. 术前一天行抗生素皮试，准备术中用药并告知药物名称、作用及不良反应等。

5. 准备大小适宜的阴道模具，消毒备用。

6. 术前一晚保证充足的睡眠，必要时可口服地西泮。

（二）术后护理

1. 生命体征监测　包括体温、脉搏、呼吸、血压和疼痛，如有异常，应报告医生进行综合评估后处理。由于会阴部是人体感觉的敏感区域，很多患者术后均有明显的疼痛，可在术中安置静脉镇痛泵。

2. 体位护理

（1）取平卧、屈膝屈髋位，绝对卧床休息 1 周，避免过早下床活动，导致阴道脱垂。术后第 2 天可在床上适当地做小幅度的活动，不宜剧烈活动。卧床期间做好预防压疮和静脉血栓的措施。

（2）1 周后可下床活动时，也应注意下床次数不宜过多，时间不宜过长，一般每日 2 次，每次 15 分钟左右即可，逐渐增加活动量。

3. 伤口护理

（1）严密观察阴道有无持续性新鲜血液渗出、进行性肿胀和脓性分泌物等。

（2）观察并记录尿液颜色、气味及量等，及时发现尿道有无损伤等。

（3）保持会阴部清洁，每日会阴护理 2 次 / 天。若排便污染伤口敷料，应及时用 0.5% 碘伏消毒液清洗伤口，并更换敷料。

（4）口腔伤口护理：取口腔黏膜行阴道再造者，术后应加强口腔护理。术后 1 天可取出口腔内纱布，术后 7 天内进食温凉清流质饮食；嘱患者勿张口过大，每次进食后漱口，每日漱口 2～3 次，直至术后 5～7 天拆线；严密观察口腔有无渗血，有无张口困难、颊部肿胀、瘀血及其他口腔不适等。

（5）术后 10～14 天拆线。

（6）术后阴道模具的使用

1）术后 1 周取出阴道内的纱布，彻底清洁人工阴道内分泌物，观察人工阴道组织的弹性、颜色以及有无渗血等，并用手指进行扩张，重新放入硅胶模具，以防瘢痕挛缩致阴道狭窄。

2）放模具时动作要轻柔，充分润滑，方向要正确，避免损伤人工阴道。更换模具时从小号模具开始，根据人工阴道的扩张情况，逐渐过渡至中号及大号模具。

4. 饮食护理

（1）术后 1 周内进食温凉清流质饮食，可辅以糖水补充能量，控制大便 1 周左右。

（2）1 周后逐步改为半流质饮食，首次大便后可改为清淡普通饮食，嘱其进食富含纤维素、维生素的蔬菜和水果，必要时使用大便软化剂，以保持大便通畅，避免便秘。

5. 管道护理

（1）留置尿管 10 天左右，留置期间，应注意妥善固定尿管，保持尿管通畅，避免受压、打折及滑脱等。

（2）加强尿管护理，消毒会阴 2 次 / 天。注意观察尿道口分泌物、尿液的颜色等，观察有无尿路感染的征象。

（3）嘱患者留置尿管期间多饮水，以起到物理冲洗尿道的作用。

6. 常见并发症的观察及处理

（1）出血：常见于口腔黏膜再造阴道术后 7～10 天，主要与新生的口腔黏膜相比较薄弱，不能有效地保护好暴露的血管断端等有关。当凝固的血痂脱落时，可能会引起继发性的出血。防治措施为术中对容易出血的部位可进行电凝止血和 "8" 字缝扎；术后加强观察，严密观察口腔有无渗血，有无张口困难、颊部肿胀、瘀血等；一旦出现活动性的出血，立即使用指压止血法按压出血点，随即通知医生协助进一步止血处理，如缝扎止血等。

（2）感染：表现为阴道分泌物增多、疼痛和伤口愈合延迟等。防治措施为保持局部清洁，加强换药；术中和术后使用抗生素预防感染；一旦发生，可给予局部换药，必要时可再次手术植皮进行修补。

（3）皮片或皮瓣坏死：应加强皮瓣血运的观察；术后避免过度活动致皮瓣移位而影响成活；一旦发生，可加强换药，必要时行植皮手术修复创面。

（4）直肠阴道瘘：多见于有长期顶压性治疗、性生活史和变性手术者。表现为阴道可排出肠道内的气体甚至大便，会阴部可有瘙痒、湿疹和溃疡等症状。防治措施为术中形成阴道时，比较坚韧的部分不宜钝性分离，可用一手在阴道中指引，另一手应用器械锐性分离；一旦术中发现直肠损伤时，应采用血供良好的皮瓣覆盖直肠破裂处或者封闭腔穴，下次再行阴道成形；术后发生的直肠阴道瘘，可于术后再行瘘修补术。

（5）阴道狭窄：主要与术后移植物坏死或者不恰当地应用阴道模具等有关。防治措施为对于游离移植阴道成形时，建议采用多孔弹性硅胶模具，以保证引流物的流出和移植物的成活；对于带蒂移植阴道成形时，注意保护蒂部血供，保证移植物的血供丰富；术后坚持使用阴道模具支撑 6～12 个月以上；一旦出现阴道狭窄，可采用不同口径的阴道模具依次进行扩张和支撑，从而扩大阴道口径，对于模具插入困难者可考虑行阴道增宽术或再次行阴道成形术。

四、健康教育

1.3 个月内避免剧烈活动，3～6 个月内禁止性生活。拆线后再造的阴道与腔穴间的组织愈合过程还未完成，如果早期剧烈活动，受重力作用易造成再造的阴道脱垂。

2. 术后应多吃富含粗纤维的清淡食物，保持排便通畅，必要时使用大便软化剂，避免用力排便，避免采用下蹲的姿势，宜使用坐便器解便。

3. 加强大、小便护理，保持会阴部清洁卫生。出院后 3 个月内每晚用高锰酸钾溶液冲洗阴道或坐浴。

4. 穿弹力紧身内裤，以保持阴道内模具的顶压状态。

5. 指导并教会患者每天坚持使用模具，以防阴道瘢痕挛缩，使用时间为 6～12 个月。每日将模具取出，清洗干净后，再放入阴道内。如模具放置困难，可在模具表面涂消毒润滑剂或使用避孕套以增加润滑度，减轻疼痛感。

6. 定期复诊：术后 1 个月、3 个月、6 个月和 1 年定期复诊，如有不适，及时就诊。

第 5 节　阴茎延长术

一、概　述

阴茎是性行为的主要器官。阴茎皮肤极薄，皮肤下无脂肪，具有活动性和伸展性，阴茎海绵体的血窦可以注入血液，在无性冲动时，阴茎绵软；在性刺激时阴茎海绵体的血窦内血液增多，阴茎则庞大、增粗变硬而勃起。阴茎的长度在男性的生理及心理上都占有十分重要的地位。延长阴茎的方法主要有针对病因的激素治疗和针对症状的手术治疗。常见的阴茎延长手术方式是悬韧带松解术、耻骨联合前脂肪切除术和海绵体内假体植入术等。悬韧带松解阴茎延长术的原理是通过切断一定程度的阴茎浅、深悬韧带，导致阴茎体与耻骨支部分分离，使原来隐藏于耻骨联合下的一段阴茎释放出来，从而达到延长阴茎的目的。该术式具有方法简单、对勃起功能影响小、术后恢复较快等优点，是目前最常用的阴茎延长术。

二、护理评估

（一）健康史

询问患者有无基础疾病，特别是有无出血倾向的疾病、高血压、尚未控制的糖尿病等；有无过敏史；是否是瘢痕体质。

（二）身心状况

1. 生命体征　体温、血压、脉搏、呼吸等。

（1）体温≥37.5℃，合并咳嗽、鼻塞、流涕等上呼吸道感染症状，需治愈后再安排手术。

（2）血压、脉搏异常者，需综合评估后给予处理。

2. 专科情况　测量阴茎，测量时注意环境宽敞明亮，私密性好，维持室温在 25℃，患者取卧位和站立位两种姿势分别测量，固定专人，在静态、牵拉和勃起时分别测量其长度和周径，以免测量值受到环境、室温、体位等方面的影响；评估其排尿与性功能的状况；观察会阴部皮肤有无破溃、瘢痕、皮肤粘连或炎症等，如有则需治愈后再行手术治疗。

3. 心理、社会状况

（1）阴茎短小的患者常因自身缺陷而产生痛苦及害羞的心态，未婚者常不敢与同龄人交往，担心自己的隐私被发现，已婚者常由于夫妻性生活不和谐或感情不和睦而归咎于自身的生理缺陷，从而产生羞愧、内疚及压抑等情绪。医护人员应评估患者有无焦虑、抑郁、人格障碍等心理问题，必要时给予心理干预后再行手术治疗。

（2）了解患者对手术的预期。术前进行充分沟通，应用计算机可视化的模型等尽量使患者对手术效果有较为直观的认识，对手术设计、手术的局限性有理性的认识，避免预期过高，以达成医患共识，提高术后满意度和减少医疗纠纷。对于抱有不切实际想法的患者，应慎重为其行手术治疗。

（3）尊重患者，言行举止恰当，保护患者的隐私。

（三）辅助检查

1. 心电图检查、胸部 X 线检查。

2. 实验室检查包括血细胞分析、血液生化检查、ABO 血型 +Rh 血型、出凝血检查、感染免疫学检测（乙肝、丙肝、HIV、梅毒）等。

三、护理措施

（一）术前护理

1. 手术方式介绍　详细介绍手术方式及其优缺点等，综合患者的意愿选择合适的手术方式。如悬韧带松解术对勃起功能影响小，术后恢复快，但因为破坏了阴茎背根部的悬吊系统，不可避免地会影响其功能等。

2. 术前皮肤准备　阴囊皱襞密集且邻近肛门，容易被肠道菌污染，同时会阴部组织汗腺较多，比较湿润，易导致细菌繁殖生长，因此做好会阴部的皮肤护理非常重要。指导患者术前 2 天开始每晚沐浴并清洁会阴部，特别是尿道外口及阴囊的皱褶处，术前剔除术区毛发。

3. 饮食指导　术前 1 天进食流质饮食，术晨予清洁灌肠。

4. 术前戒烟戒酒。

5. 术前医学照相，包括患者正位、左右 45° 侧位、90° 侧位照片，以便术后进行效果对比。

6. 术晨评估患者有无上呼吸道感染；协助患者更换病员服，取下可活动义齿，取下首饰特别是金属饰品，以防术中使用电刀导致局部导电灼伤。

7. 术前 30 分钟建立静脉通道，便于术前及术中用药。

（二）术后护理

1. 生命体征监测　评估患者意识恢复程度，体温、血压、心率、呼吸和疼痛等，出现异常情况，及时查找原因并给予处理。

2. 体位护理　术后应尽量平卧，抬高臀部，以利于阴茎静脉血液及淋巴液的回流，促进水肿消退。

3. 伤口护理

（1）伤口包扎方法：敷料包裹阴茎体部，使用低过敏的胶带固定，再使用弹力绷带绕过大腿以适当加压包扎（或穿紧身三角裤），使阴茎贴紧下腹壁以减少伤口张力并促进回流。保持该种固定方式 7 ～ 10 天。指导患者切勿自行松解敷料。

（2）密切观察阴茎的血液循环，包括局部颜色、温度等。

（3）保持局部伤口敷料清洁干燥，观察有无渗血、血肿等情况。

4. 饮食护理　麻醉清醒 6 小时后进食少量清流质饮食，手术 24 小时后恢复普通饮食，忌辛辣、刺激食物。

5. 管道护理　妥善固定尿管，保持尿液引流通畅，防止受压、扭曲、折叠等；观察尿液的颜色、性质等。

6. 心理护理

（1）评估患者心理状态，主动关心患者，对术中情况、术后不适及术后配合要点进行详细介绍，以缓解患者的紧张和焦虑情绪。

（2）发现情绪异常者，实施心理护理，必要时请心理治疗师会诊和处置。

7. 用药护理

（1）为防止患者晨间较长时间的阴茎勃起而不利于伤口愈合，嘱患者服用己烯雌酚，切口愈合后停药。

（2）告知患者药物的主要作用及不良反应（包括口头及书面宣教）等，使其参与医疗安全，主动发现不良反应并告知医护人员，以便能及时处理。

8. 常见并发症的观察及处理

（1）阴茎水肿：手术切断了部分阴茎背浅静脉和部分淋巴管，有的甚至切断了背深静脉，造成部分淋巴液回流和部分静脉回流受阻，常出现包皮水肿，特别是腹侧系带处水肿最为明显。因此术后应尽可能平卧，并保证手术阴茎的有效固定，以利于阴茎静脉血液及淋巴液的回流，减轻阴茎水肿。

（2）缺血性坏死：术中止血不彻底、术后加压不当和渗液引流不畅等均可能影响皮瓣的存活，特别是尖端容易发生缺血坏死。坏死面积较小时可通过换药使其愈合，如面积较大时可做清创缝合或用阴囊上部带蒂皮瓣转位，修复坏死组织缺损创面。

（3）瘢痕增生：主要与切口设计不当、缝合张力过大以及伤口感染等有关。防治措施详见瘢痕的预防及治疗。

第6节　阴茎增粗术

一、概　　述

阴茎增粗术主要是在阴茎浅筋膜间隙内，填充各种材料以增加阴茎周径的手术。填充材料主要有自体组织材料（自体皮瓣、自体真皮脂肪等组织）、异体组织材料（脱细胞异体真皮基质等）和合成材料等。其中应用最多的是脱细胞异体真皮基质，它是指将人或动物的真皮组织通过一系列物理、化学及生物的方法去除表皮及皮内具有免疫原性的细胞成分，保留胶原等细胞外基质的成分与结构，得到的一种具有三维空间结构的胶原基质材料，该材料具有低免疫原性、适宜的三维立体网络结构，具有一定的力学强度、耐热稳定、结构稳定、耐降解，且生物相容性优良，能诱导组织再生。

二、护理评估

同本章阴茎延长术。

三、护理措施

1. 术前护理和术后常规护理同本章阴茎延长术。

2. 包扎固定应首先在有包皮的地方，用一根低过敏性的胶带把包皮固定在阴茎上，以防运动或水肿引起的卡压。其次使用敷料包裹阴茎体部，再使用胶带固定，最后用弹力绷带绕过大腿，适当加压包扎，以防阴茎受压坏死。保持该种固定方式 7～10 天，否则易导致真皮移植物被压缩，导致粘连，进而影响勃起功能。指导患者切勿自行松解敷料。

3. 留置尿管 1～3 天，保持伤口敷料清洁干燥，观察有无渗血、血肿等情况。

4. 密切观察阴茎的血液循环，包括局部颜色、温度等。

5. 术后禁止性生活 2 个月。

6. 告知患者术后可能会出现轻度的勃起不适（如牵扯感），一般于术后半年内可逐渐适应。

7. 常见并发症的观察及处理

（1）阴茎皮肤坏死：皮肤坏死虽极为罕见，但却是该手术最严重的并发症。主要与术中对阴茎供血血管的离断和损伤，术后包皮张力增加（包皮水肿、皮下血肿和过厚的填充）和过紧的包扎对血液循环的影响有关。表现为术后皮肤出现暗红，后逐渐变黑坏死。故术中尽量保留血管，止血彻底，选择适当厚度的填充材料；术后加压包扎不可过紧，注意观察血运，一旦出现血运障碍应及时处理；出现皮肤坏死者可通过换药、皮片移植或转移皮瓣的方式进行修复。

（2）包皮水肿：一般多出现于术后 3 ～ 5 天，主要与术中淋巴管离断导致淋巴回流障碍、加压包扎过紧等有关。包皮水肿一般不严重，会随着淋巴回流的重建而自行消退；术后采取仰卧位休息 3 ～ 5 天，抬高阴茎，弹力绷带适度加压包扎 1 ～ 2 周可减轻包皮水肿。

（3）伤口延迟愈合：主要与缝合张力较大、缝合时解剖对位不严格、夜间勃起、伤口感染、过早进行性生活等有关。故建议在关闭切口前，将过长的包皮切除，缝合时严格解剖逐层对位缝合；术后给予镇静药物和雌激素抑制夜间勃起；排尿时尽量避免打湿敷料，必要时留置尿管；术后禁止性生活 6 ～ 8 周；出现伤口愈合不良应寻找其原因，给予对症处理；积极换药，必要时行皮片修补术。

（4）感染：常继发于皮肤坏死后，主要由于会阴区切口属于欠清洁的伤口，而术后患者冠状沟处伤口常规包扎，排尿时可能会将包扎的伤口浸湿以及夜间勃起时伤口因牵拉而导致伤口处张力过高，容易导致伤口裂开和感染。术后应加强换药和抗生素的应用，可避免绝大部分感染的发生。

（5）瘢痕增生：主要与瘢痕体质、植入物异物反应等有关。瘢痕增生可能会导致痛性勃起，甚至阴茎变形等，应手术切除瘢痕增生的组织。

（6）勃起不适感：表现为勃起牵扯感，主要与补片缝合在白膜上，勃起后阴茎体变化率大于生物补片自身的变化率有关，少部分患者可能是由于生物补片的存在以及伤口周围瘢痕形成，可致疼痛和性行为的强烈不适感，需要取出生物补片。

第 7 节　阴茎再造术

一、概　　述

阴茎缺失是由于先天性畸形、外伤或肿瘤等造成的阴茎部分或全部缺失，可造成男性蹲位排尿和性功能障碍，给患者的生活和心理带来极大影响。此外，女性变男性的变性手术中，也涉及阴茎的再造，这就需要大量的组织移植来实现，再造的阴茎永远不会是一个真正的阴茎，只是在功能上允许站立位排尿，提供性敏感度，并使性交成为可能。阴茎再造术属于美容外科难度较大的手术之一，身体中没有任何组织在弹性、质地和颜色方面具有与阴茎相同的特征，阴茎供区的选择、感觉功能重建、形态塑造及长期稳定是阴茎再造术的 3 大难题。

外伤性阴茎缺失在阴茎离断早期，如果全身情况良好，阴茎头和阴茎体没有受到严重的挤压，受区血管良好者，可行阴茎再植。对于陈旧性或毁损性的阴茎缺失，则需行阴茎再造术来重建其外形和生理功能。再造阴茎是否有足够的硬度以满足患者性生活的需要，是衡量手术是否成功的一个重要标准，因此还需要硬物的支撑，常用的阴茎支撑物主要有自体软骨、骨和人工阴茎假体。

二、护理评估

（一）健康史

询问患者有无基础疾病，特别是有无出血倾向的疾病、高血压、尚未控制的糖尿病等；如有口服阿司匹林或活血化瘀药物，需在专科医生的指导下停用或改用其他替代药物后方可安排手术；有无吸烟饮酒史；有无过敏史；是否是瘢痕体质。

（二）身心状况

1. 生命体征　体温、血压、脉搏、呼吸等。

2. 专科情况　测量阴茎；观察有无尿路感染；观察会阴部皮肤有无破溃、瘢痕、皮肤粘连或炎症等，如有则需治愈后再行手术治疗。

3. 心理、社会状况

（1）评估患者有无焦虑、抑郁、人格障碍等心理问题。特别是女性变男性的患者，因长期以来的性别认知障碍，常引起别人的误解，甚至是歧视，因此常有不信任、敏感、孤僻等心理，一方面手术愿望强烈，另一方面又担心手术的效果以及术后是否能像男性那样生活等，因此心理承受的压力较大。

（2）了解患者及主要家属（如配偶等）手术目的和心理需求。介绍麻醉方式、手术方法、手术效果和注意事项等，告知再造阴茎勃起功能的优劣与阴茎根部残留的多少密切相关，使患者对手术效果有较为直观的认识，对手术设计、手术的局限有理性的认识，避免预期过高，以达成医患共识，提高术后满意度和减少医疗纠纷。

（3）尊重患者，言行举止恰当，保护患者的隐私。

（三）辅助检查

1. 心电图检查、胸部 X 线检查。

2. 实验室检查包括血细胞分析、血液生化检查、ABO 血型 +Rh 血型、出凝血检查、感染免疫学检测（乙肝、丙肝、HIV、梅毒）等。

三、护理措施

（一）术前护理

同本章阴茎延长术。

（二）术后护理

1. 生命体征监测　评估患者意识恢复程度，未完全清醒者，注意拉起床栏，预防跌倒或坠床；床旁安置心电监护仪，观察患者的体温、血压、心率、呼吸、氧饱和度，如有异常，须及时处理。

2. 体位护理

（1）全麻术后平卧 4～6 小时后，以取屈膝屈髋卧位为主并绝对卧床休息 1 周，卧床期间加强关节主动活动，预防压疮和静脉血栓的发生。

（2）术后 7～10 天，逐步下床活动，注意早期应使用前臂拐杖活动，逐步增加活动量。

3. 伤口护理

（1）室温保持在 22～25℃，保持局部温度在 25～28℃，必要时使用红外线仪照射保暖，以促进皮瓣血液循环。

（2）密切观察皮瓣血液循环，包括局部颜色、温度、毛细血管充盈反应和肿胀程度等。颜色应与腹部或大腿肤色相近，如出现紫色则提示静脉回流障碍，如苍白则可能有动脉血供不足。温度与正常皮肤温度相近或略高于 1～2℃，如低于 3℃，且出现颜色改变时应引起重视。毛细血管充盈反应：即用棉签压迫皮面使之苍白，移去棉签时皮色在 1～2 秒内恢复者为正常，超过 5 秒或更长时间则提示动脉危象，小于 1 秒提示静脉危象。正常情况下，术后 2～3 天内皮瓣呈现轻度肿胀，严重的局部水肿和伤口渗出液增多，可能是皮瓣坏死、液化的前兆。

（3）保持局部伤口敷料清洁干燥，阴囊处用"丁"字带将其托起，促进静脉回流，减轻局部水肿。观察伤口有无渗血、血肿等情况，敷料被污染后应及时更换。

（4）床上放置支被架，避免伤口受压。

（5）动态评估患者的疼痛情况，及时镇痛，以防血管痉挛影响皮瓣血运。

（6）拆线时间：术后 10～14 天拆线。

4. 饮食护理　术后常规禁饮禁食 5～7 天，尽量控制 1 周内不排大便，禁食期间采用静脉营养支持，如氨基酸、脂肪乳等营养液；逐渐过渡至清淡普通饮食，禁食辛辣、刺激性食物，忌烟酒。

5. 管道护理

（1）妥善固定血浆引流管，避免受压、打折及滑脱，观察引流液的颜色、性质及量。

（2）留置尿管至皮瓣完全成活、再造尿道愈合良好后即可拔出导尿管；尿管固定妥善，保持尿液引流通畅，防止受压、扭曲、折叠等；留置期间，做好尿管护理，2 次/天。

6. 心理护理

（1）主动关心患者，对术中情况及术后配合要点进行详细介绍，如早期进食、疼痛护理等，以促进患者术后快速康复。

（2）讲解术后产生不适的原因、缓解方式及恢复时间等，减轻患者焦虑与不安。

（3）发现情绪异常者，实施心理护理，严重者需请心理治疗师进行心理干预。

7. 用药护理

（1）为防止患者晨间较长时间阴茎勃起而不利于伤口愈合，嘱患者服用己烯雌酚，切口愈合后停药。

（2）遵医嘱用抗生素 3 ～ 5 天以预防伤口感染。

（3）告知患者药物的主要作用及不良反应等，使其参与医疗安全，主动发现不良反应并告知医护人员，以便能及时处理。

8. 常见并发症的观察及处理

（1）尿道狭窄：主要发生的部位在阴茎根部与尿道吻合处，表现为排尿困难、尿线极细，主要与尿道吻合口处瘢痕增生及局部毛囊炎的反复刺激等有关。

（2）出血：表现为伤口有持续性新鲜血性液体渗出。遵医嘱使用止血药物，必要时重新缝合止血。

（3）感染：表现为伤口周围红肿，出现脓性分泌物和臭味等，严重者出现体温升高、白细胞计数升高等感染征象。主要与术区位于会阴部，小便及大便均易污染术区等有关。防治：术前做好肠道准备；保持伤口及伤口敷料清洁干燥；术后加强会阴部及肛周的护理，如有大小便的污染应及时清洗、消毒；术后留置尿管，以防尿液污染伤口；一旦发生感染，应加强局部换药，并行抗感染治疗。

（4）阴茎缺血坏死：伤口敷料松紧度适宜；遵医嘱使用改善局部血液循环的药物；必要时再次手术探查。

四、健 康 教 育

1. 保持会阴部的清洁，内裤松紧适宜，再造阴茎呈上举位。

2. 多饮水，以冲洗尿道，防止尿盐沉积堵塞尿道影响排尿。

3. 3 个月内禁做骑跨动作，避免对阴茎的挤压和撞击等。不要过早开始性生活，3 ～ 6 个月后可适当进行。

第 13 章

体形塑形手术的护理

随着人们生活水平的提高、饮食结构的变化及年龄的增长等，人的体形在不断地发生变化，表现为膨胀的腹部和皮肤松弛下垂等。脂肪组织由脂肪和其周围的基质成分构成，是机体结缔组织的一部分，广泛分布于皮下浅筋膜、组织间隙、腹腔脏器、纵隔及心包内等。正常情况下，脂肪组织的蓄积是生理性的能量储备，但当脂肪组织增多和堆积时，则造成肥胖及相应的症状。

体形塑形的基础是身体脂肪的分布在某些区域过多，而在其他区域又相对缺乏。体形塑形就是重新调整脂肪分布的过程。

第1节 脂肪抽吸术

一、概　　述

脂肪抽吸术是利用负压、超声、激光或动力辅助等技术，通过一较小的皮肤切口，将预处理或未经处理的人体局部蓄积的皮下脂肪去除，并结合脂肪颗粒注射移植等技术，以改善形体的一种手术。该手术常选择具有板层脂肪及脂肪易沉积的部位，而有重要血管、神经及淋巴管通过的部位视为绝对禁区。下腹部、髂腰区、臂外侧区及后背部区是脂肪抽吸手术效果较佳的区域。

二、护理评估

（一）健康史

询问患者有无基础疾病，如免疫系统或造血系统疾病、高血压、糖尿病等；如有口服活血化瘀药物，需在专科医生的指导下停用或改用其他替代药物后方可安排手术；了解患者脂肪堆积的原因，排除因药物或疾病导致的病理性肥胖；既往减肥史、脂肪抽吸及手术史等；有无过敏史；吸烟酗酒史；手术应避开月经期、妊娠期。

（二）身心状况

1. 生命体征　体温、血压、脉搏、呼吸等。

（1）体温 ≥ 37.5℃，合并咳嗽、鼻塞、流涕等上呼吸道感染症状，需治愈后再安排手术。

（2）血压、脉搏异常者，需综合评估后给予处理。

2. 专科情况　评估患者全身脂肪组织的分布、脂肪厚度及皮肤质量（张力、弹性等）；判断脂肪堆积最严重和脂肪分布不均之处；局部皮肤有无感染、破溃等。

3. 心理、社会状况

（1）评估患者有无焦虑、抑郁等心理问题。对于轻、中度的不良情绪，予心理疏导，重度不良情绪应暂停择期手术，请心理治疗师进行心理干预后再行手术治疗。

（2）了解患者及重要家属（如配偶、父母等）对手术的预期。由于审美观等的不同，医护人员与患者对形体美的认识可能存在差异，因此应详细了解患者对手术的认识及其要求，了解既往体重变化及减肥史等。告知患者手术的局限性及可能出现的并发症，如皮肤表面凹凸不平、皮下淤血等。此外也需特别说明，脂肪抽吸术是形体塑形术，并非"减肥"术，术后体重一般不会大幅度减轻,不能代替健康饮食和健康生活方式;术后决定形体最终效果的不是抽出脂肪组织的数量,而是所保留组织的质量;脂肪组织一经去除就不能复生，因此过度抽吸所造成的缺陷是永久性的，极难矫正，因此脂肪不能过度抽吸等，以使患者及其家属对手术有合理的期望。对于存在不切实际期望的患者，应慎重为其手术，以免后续产生医疗纠纷。

（三）辅助检查

1. 心电图检查、胸部 X 线检查。

2. 实验室检查包括血细胞分析、血液生化检查、ABO 血型 +Rh 血型、出凝血检查、感染免疫学检测（乙肝、丙肝、HIV、梅毒）等。

三、护 理 措 施

（一）术前护理

1. 饮食指导　全麻者术前 8 小时禁食，术前 2 小时禁饮。

2. 术前戒烟戒酒。

3. 术前医学照相，至少包括正位、左右 45° 侧位、90° 侧位照片，以便术后进行效果对比。

4. 测量体重。

5. 备弹力服两套。

6. 术晨再次评估患者有无发热等上呼吸道感染症状，女性患者有无月经来潮；协助更换病员服，取下活动性义齿及首饰等。

7. 术前半小时建立静脉通道，便于术前及术中用药。

（二）术后护理

1. 意识评估及生命体征监测

（1）评估患者意识恢复程度，未完全清醒者，注意拉起床栏，预防跌倒或坠床。

（2）监测患者体温、血压、呼吸、脉搏、氧饱和度和疼痛情况，如有异常，报告医生综合评估后及时处理。脂肪抽吸术后，特别是多部位吸脂时，患者可能有体温过低的风险，主要与术中暴露过大的体表面积、麻醉时间较长等有关。可通过术中加温肿胀液、提高房间温度和加棉被覆盖等措施预防术后体温过低。

（3）指导患者有效咳嗽咳痰，如用软枕保护胸部伤口以减轻伤口疼痛。

2. 体位护理　平卧位休息 4 ~ 6 小时后可取半卧位；术后第 2 天早期下床适当活动，不主张绝对卧床休息，以防静脉血栓的发生等。

3. 伤口护理

（1）脂肪抽吸部位使用纱布和棉垫加压包扎（图 13-1），确保包扎敷料平整、压力均匀，维持正常血运。观察肢端血运状况，若肢端出现发麻、皮肤发绀、皮温下降、动脉搏动不能扪及，应及时调整弹力绷带或弹力服松紧度，如有异常应及时通知医生，给予相应处理。

（2）观察脂肪抽吸部位伤口敷料有无渗血、渗液等。告知患者术后 1 ~ 2 天脂肪抽吸部位可有较多淡红色液体渗出，主要为少量血液和肿胀液，为正常现象，不必过于紧张。如敷料渗出较多应及时更换。

（3）告知患者切勿自行松解加压包扎敷料，早期加压包扎可压迫止血、减轻水肿、固定皮肤，术后 48 小时拆除加压敷料后穿戴弹力服（图 13-2），持续穿戴 1 个月，术后第 2 个月可白天穿戴 12 小时，维持 3 ~ 6 个月，以提高术区皮肤平整度。

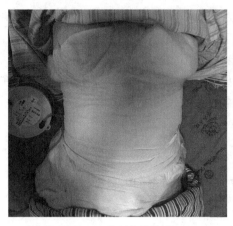
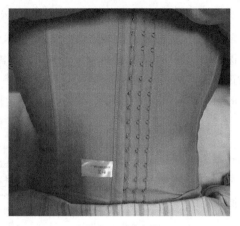

图 13-1　术后加压包扎　　　　　　　　　　　图 13-2　弹力服

4. 饮食护理　麻醉清醒 6 小时后进食少量清流质饮食，逐步恢复普通饮食，忌辛辣、刺激食物。

5. 心理护理　评估患者心理状况，早期识别患者的负性情绪。主动关心患者，对术中情况及术后配合要点进行详细介绍，以缓解其紧张、焦虑的情绪。

6. 用药护理

（1）遵医嘱正确用药，并注意观察有无不良反应。注意液体输入的速度和量，在围手术期体液会发生转移，如果护理不当，可能会导致血容量减少或体液过多。

（2）告知患者药物的主要作用及不良反应等，如全麻术后使用静脉镇痛泵期间的胃肠道反应，如恶心、呕吐等，及时对症处理和追踪复评。

7. 常见并发症的观察及处理

（1）血肿、瘀斑：主要由术中大量脂肪细胞被快速破坏后形成了潜在的腔隙、加压不均匀、引流不畅等引起。防治措施为脂肪抽吸前使用肿胀液；术中操作切勿粗暴，吸脂时掌握好深度，在同一层次内均匀、扇形抽吸；术后有效加压包扎及引流；局部瘀斑可暂不处理，一般术后 1 个月左右消退；小血肿可用注射器局部抽吸后加压包扎，大血肿应切开引流后再行加压包扎。

（2）脂肪栓塞与肺栓塞：是脂肪抽吸手术最严重的并发症。脂肪栓塞常发生于术后 12 ～ 72 小时，表现为急性低氧血症、呼吸窘迫、中枢神经系统功能障碍及头、颈、前胸或腋窝多处瘀斑等。肺栓塞表现为突发的呼吸困难、胸痛、咳嗽、咯血等。防治措施为术中充足的血容量补充、术中尽量避免大血管损伤、术后早期活动；一旦发生，应立即吸氧，必要时呼吸机辅助呼吸、抗凝治疗、紧急手术取栓等。

（3）皮肤凹凸不平：主要因抽吸方式不妥、抽吸不均匀以及局部皮肤松弛等所致。一般无须特殊处理，必要时可采取保守的淋巴按摩治疗，对于特别明显的不平整，可于 6 个月后再次抽吸。

（4）局部皮肤坏死：主要是由于严重感染、皮下组织抽吸过多、皮肤过薄区域较大以及皮下有较大血肿等，致局部血液循环障碍等引起。防治措施为采用小直径抽吸针、避免对皮下纤维隔的广泛损伤、及时正确处理感染可防止皮肤坏死；术后应严密观察局部血液循环，发现异常及时报告医生；待局部水肿消退，坏死区边界清楚后，手术切除坏死皮肤。

四、健 康 教 育

1. 保持伤口局部敷料清洁干燥固定，遵医嘱换药和拆线：脂肪抽吸部位的敷料一般可在 3 ～ 5 天无渗出时去掉（如为腹部，需加压包扎 1 ～ 2 周），伤口覆盖小块纱布或创可贴。拆线时间一般为术后 7 ～ 10 天。

2. 告知患者脂肪抽吸部位可能会有肿胀、瘀斑、发硬和麻木等，均为暂时性现象，术后 1 ～ 3 个月会逐渐恢复，无须特殊处理。

3. 术后应穿弹力塑身衣 3 ～ 6 个月，防止术区出血及凹凸不平。

4. 如为腹部脂肪抽吸术，术后 2 周开始做腹部皮肤按摩，每天 3 次，每次 15 分钟，坚持按摩 1 个月，有利于皮肤血液循环，增强皮肤活力。

5. 指导患者术后不宜暴饮暴食，限制高脂肪饮食的摄入，辅以适当运动，以维持良好的体形。

6. 门诊随访计划，包括随访时间及形式，如电话随访、微信随访、面诊、在线门诊等。

7. 如有不适等，应及时返院就诊。

8. 使用弹力塑身衣的护理　脂肪抽吸术后，常规应穿戴弹力塑身衣 3 ～ 6 个月。塑身衣的主要作用：压迫作用，可减少出血和组织水肿；塑形作用，持续的压力对脂肪组织有塑形作用，对残留脂肪颗粒的均匀分布起一定作用；固定作用，塑身衣可对抗重力，将皮肤脂肪层固定在正确的位置，经过一定时间皮肤脂肪层可在正确位置与深部组织粘连，避免了皮瓣松脱下垂。主要护理措施如下。

（1）选择大小适宜、压力适中的塑身衣。压力过小在术后早期不能有效止血和减少渗出，在恢复期不能起到塑形固定的作用，导致皮肤脂肪层松懈；压力过大会导致淋巴回流障碍，术后水肿明显，消肿时间延长，甚至出现静脉炎、静脉栓塞等并发症。

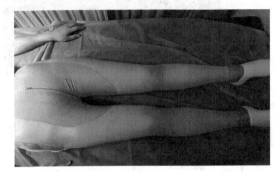

图 13-3　弹力裤

（2）准备两套塑身衣交换穿戴，每隔 1 ～ 2 天清洗一次，清洗时注意使用中性洗涤液，在温水或冷水中手洗，自然晾干，不能暴晒。

（3）以大腿脂肪抽吸术后为例，应指导和协助患者平整穿戴弹力裤（图 13-3）。

（4）弹力裤穿脱操作流程，见表 13-1。

表 13-1　弹力裤穿脱操作流程

操作准备	1. 环境准备：清洁、宽敞明亮、温湿度适宜、隐蔽、通风良好
	2. 用物准备：适量温水，毛巾，大小适宜、压力适中的弹力裤
	3. 操作者准备：着装整洁，戴好帽子和口罩，操作前按六步洗手法洗手
操作步骤	1. 洗手后准备用物，携至患者床旁
	2. 核对患者身份信息，解释操作目的及配合要点等
	3. 协助患者平卧于床上，暴露双下肢，注意保护隐私和保暖
	4. 观察双下肢伤口及局部皮肤情况，伤口有无渗血、渗液。清洁局部皮肤
	5. 穿：先用两手拇指撑在弹力裤内侧，其余四指抓紧弹力裤，把脚伸入弹力裤内，两手拇指与四指协调把弹力裤顺腿往上拉，穿好后将弹力裤贴身抚平，遵循先远端再近端的原则依次平整上拉
	6. 脱：脱弹力裤时，手指协调抓紧弹力裤的内外侧，将弹力裤外翻，顺腿脱下
	7. 整理床单位及用物，洗手，再次核对患者身份
	8. 健康教育

（5）穿戴塑身衣期间，注意观察局部皮肤和肢体的血液循环，如肢体末梢青紫、皮温过凉，可能是塑身衣过紧所致，应及时调整。

（6）术后持续穿戴塑身衣 1 个月，术后第 2 个月白天穿戴 12 小时，维持 3 ～ 6 个月。

第 2 节　自体脂肪填充术

一、概　述

自体脂肪填充术是指通过脂肪抽吸将患者身体供区部位多余的皮下脂肪吸出，经过清洗过滤、静置沉淀或机械离心等方法纯化处理，以注射的方式将处理得到的脂肪颗粒移植到自身需

笔记

要脂肪填充的部位，从而达到填充软组织缺损和重塑组织外形效果的治疗方法。自体脂肪通常取自患者大腿或腹部等，填充部位为面部、乳房或臀部等。自体脂肪填充术常用于矫治面部凹陷、乳房扁平、双侧乳房不对称、臀部扁平等。臀部自体脂肪填充术术前及术后效果对比，见图 13-4 和图 13-5。

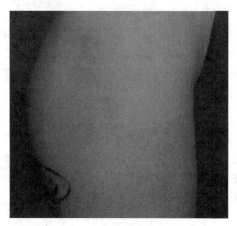 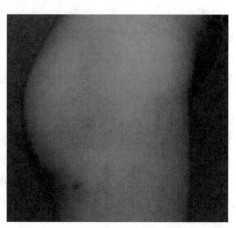

图 13-4 臀部自体脂肪填充术前　　　　　图 13-5 臀部自体脂肪填充术后

二、护理评估

（一）健康史

询问患者的自体脂肪填充部位既往有无外伤史及手术史（包括注射手术史）；了解患者是否患有高血压、冠心病或糖尿病等慢性疾病及血液系统疾病；有无急性疾病，如上呼吸道感染、腮腺炎等；目前用药史，如是否服用阿司匹林、华法林等抗凝药物等；有无过敏史；女性患者需询问月经史和婚育史。对于自体脂肪填充乳房的患者，应了解其有无乳腺疾病及乳腺癌家族史等。

（二）身心状况

1. 生命体征　体温、血压、脉搏、呼吸等。

2. 专科情况　检查脂肪供区和脂肪填充区的皮肤，如有感染、炎症或其他皮肤疾病等均应延期手术。

3. 心理、社会状况

（1）评估患者心理状况。患者手术前难免会有紧张、焦虑等情绪，医护人员应给予理解和尊重，建立良好的护患关系。鼓励患者表达和诉说，同时认真倾听并耐心解释，针对性地做好心理护理。

（2）了解患者及其家属对手术的预期。部分患者预期过高，医护人员应进行充分沟通，告知填充后的自体脂肪会有一定吸收率，因个体差异性，部分患者需多次填充，方能达到满意的效果。同时向患者和家属详细介绍手术过程、手术风险、注射后注意事项、可能发生的并发症及预防措施等，使患者及其家属对手术效果能有客观的认知。应综合患者自身情况并与之共同商议，选择最佳手术方案，取得患者及其家属的理解和合作。

（三）辅助检查

1. 心电图检查、胸部 X 线检查等。

2. 实验室检查包括血细胞分析、血液生化检查、ABO 血型 +Rh 血型、出凝血检查、感染免疫学检测（乙肝、丙肝、HIV、梅毒）等。

三、护 理 措 施

（一）术前护理

1. **饮食指导**　根据手术性质、部位和麻醉方式为患者提供饮食指导，全身麻醉术前 8 小时禁食，术前 2 小时禁饮，以防术中呕吐引起窒息或吸入性肺炎的发生；局部麻醉术前一般不禁饮食。术前戒烟戒酒。

2. **适应性训练**　指导患者训练床上使用便盆，以适应术后床上排尿、排便；还应在术前指导部分患者体位训练，以适应术中及术后的体位要求。

3. **介绍自体脂肪移植的相关知识**　包括术前准备、手术过程、恢复时间等，以减轻患者的焦虑、恐惧，同时对术后效果有合理的预期。如为自体脂肪填充乳房，需根据患者实际情况准备大小合适、松紧适宜的胸带、弹力加压服或弹力绷带等。

4. 术前医学照相，包括正位、左右 45° 侧位、90° 侧位照片，以便术后进行效果对比。

5. 准备术中用药，告知药物名称、作用及副作用等。

6. **皮肤准备**

（1）洗浴、更换衣服、剪指甲等，若手术区域包含腹部需注意脐部清洁。

（2）备皮：手术区皮肤准备范围包括切口周围至少 15cm 的区域，若手术区域毛发细小，可不必剔除。对于行面部脂肪填充的患者，术前应清洗头发。

（3）协助医生在自体脂肪填充的供区与受区做好范围标记，便于术中操作。

7. 术日晨评估患者身体状况，女性患者有无月经来潮，若出现体温升高、女性患者月经来潮，应通知医生延迟手术；协助患者更换衣服，取下活动性义齿、眼镜、手表、首饰等物品交由家属保管，若无家属陪护则交予护士长暂时保管。

8. 术前 30 分钟建立静脉通道，便于术前及术中用药。

（二）术后护理

1. **意识评估及生命体征监测**

（1）评估患者的意识状态，麻醉未完全清醒者，应拉起床栏加强防护，预防坠床。

（2）动态监测并记录患者的体温、脉搏、呼吸、血压。体温过低实施保暖，体温过高需警惕感染的发生，应及时检查伤口情况，并通知医生，遵医嘱给予物理降温、药物降温等；观察患者的呼吸频率、节律，有无异常呼吸等，如出现呼吸困难、血压下降等异常情况，警惕脂肪栓塞的可能，应及时通知医生给予急救处理。

（3）疼痛护理：鼓励患者表达疼痛的感受，了解疼痛的部位、性质、时间等；为患者创造安静、舒适的休息环境，并指导患者进行非药物镇痛方法，如分散注意力、深呼吸等，以减轻机体对疼痛的敏感性，必要时遵医嘱给予药物止痛。

2. **体位护理**　全麻术后未清醒者取平卧位休息 6 小时。头面部、胸腹部术后，予半卧位；四肢手术后应抬高患肢，利于静脉回流，减轻手术部位的肿胀和疼痛；臀部手术后，应给予俯卧位，避免臀部受压。

3. **伤口护理**

（1）供区护理：详见脂肪抽吸术后护理。

（2）受区护理

1）填充部位针眼处保持干燥，注意观察术区脂肪移植部位有无瘀血、肿胀等，出现异常及时报告医生进行处理。

2）术后 48 小时内间断冷敷自体脂肪移植受区，以减轻肿胀。

3）脂肪注入部位用纱布和绷带加压包扎，以达到压迫止血和防止脂肪移位的作用；检查注射部位脂肪填充是否平整，填充 3 天后可适当按摩，使脂肪均匀分布，忌重力按压；同时应避免移植部位周围肌肉频繁运动，防止出现脂肪分布不均匀或脂肪移位的情况。

4. 饮食护理　麻醉清醒 6 小时后进食少量清流质饮食，手术 24 小时后恢复普通饮食，忌辛辣、刺激食物。面部手术者避免进食坚硬食物，防止因过度咀嚼而造成伤口出血和脂肪移位。

5. 心理护理

（1）建立良好的护患关系，鼓励患者表达自身想法，评估患者的情绪、认知及对术后康复的依从性。

（2）患者术后由于疼痛、肿胀、瘀青等症状的出现，易出现紧张焦虑情绪，早期应给予相应的解释和安慰，积极疏导、沟通；满足患者的合理需要，提供关于术后康复的相关知识，如早期进食、早期下床、疼痛管理等，帮助患者缓解术后不适。

（3）发现情绪异常者，针对性实施心理护理，必要时请心理治疗师会诊。

6. 用药护理　遵医嘱给予抗生素、止血药物等，动态观察药物疗效及不良反应。

7. 潜在并发症的观察及处理

（1）出血、血肿：主要与患者既往有出血倾向、月经期、近期服用抗凝药物；术中局部血管损伤、止血不彻底，压迫不足等有关。防治措施为完善术前凝血检查；手术避开月经期；术中彻底止血；术后妥善包扎手术创面及注射部位；注意观察术区及脂肪填充部位有无瘀血、肿胀等情况，出现异常及时报告医生进行处理；血肿会导致自体脂肪颗粒的大量吸收，影响手术效果，因此出现血肿应尽快抽出积血，若血肿进行性加重，应打开伤口探查，妥善止血，清除血肿。

（2）感染：多由于手术过程中不严格执行无菌技术操作或手术区有感染灶存在等引起。防治措施为手术操作过程中严格执行无菌原则；手术区如有感染灶应治愈后方可手术；术中尽可能减少自体脂肪的暴露时间；术后密切观察体温变化，伤口及周围皮肤有无发红、疼痛等感染征象，如发生感染，应做好局部换药，必要时予以抗生素治疗，局部液化感染的脂肪需要彻底引流。

（3）脂肪液化、坏死：表现为体温升高、局部皮肤异常红肿热痛、皮肤破溃处涌出猩红色油性黏稠液体，后逐渐形成皮下包块，压之有痛感，最终钙化。主要与自体脂肪填充过多、脂肪填充部位供血不足、感染等有关。防治措施为手术操作时应遵循低转速、低负压、低容量，多点、多隧道、多层次的原则进行，避免自体脂肪颗粒形成较大团块；脂肪填充区避免包扎过紧影响局部血液供应；如出现脂肪液化、坏死，应及时通知医生根据具体情况给予引流或手术等对症处理。

（4）脂肪栓塞：是自体脂肪填充最严重的并发症，可引起皮肤坏死、视力受损、脑栓塞或肺栓塞等。主要与静脉损伤、注射脂肪时压力过大等有关。注射局部出现皮肤发白或花斑等缺血性变化时，应由注射针孔轻柔挤出过量脂肪颗粒，并辅以局部红光照射治疗，必要时行高压氧治疗。全身以抗凝、扩血管、降低血液黏稠度治疗为主；脂肪颗粒注射致眼部并发症，如注射后出现眼痛、视力下降、眼睑下垂、视野缺失或失明，应立即停止注射，实施抗凝、扩血管、改善微循环、激素抗炎、营养神经及高压氧治疗等措施，并立即请相关科室会诊行专科治疗；脂肪填充出现神经系统异常时，要警惕颅内血管栓塞的可能，应立刻停止注射，监测生命体征，行神经系统查体和影像学检查，并立即请相关学科紧急会诊行专科治疗；患者突然出现胸痛、胸闷、昏迷、呼吸困难、低氧血症及血压下降等临床表现时，需警惕肺栓塞的发生，应立即嘱患者绝对卧床休息，给予吸氧，必要时行气管插管及机械通气，迅速建立静脉通道，遵医嘱给予糖皮质激素、呼吸兴奋剂及抗凝、溶栓等对症治疗。

四、健康教育

1. 伤口避免沾水，待伤口愈合后方可沐浴，结痂期间避免局部摩擦、碰撞和挤压。

2. 术后伤口处如有少量淡红色液体渗出多为术中使用肿胀麻醉液所致，属于正常现象，切勿紧张,应保持伤口敷料清洁干燥。

3. 自体脂肪填充面部手术后,患者应尽可能避免夸张的面部表情动作及活动。因为丰富的面部表情和咀嚼运动可能会降低面部填充脂肪的成活率。

4. 饮食宜清淡;避免减肥,以免影响自体脂肪填充效果;建议患者尽早适当活动,术后 2 周内勿用力压迫脂肪填充部位,提高填充脂肪的存活率。

5. 术后供区部位穿弹力加压服 3 ~ 6 个月,如面部脂肪填充术后还需加压包扎面颊部 1 周左右。

6. 告知患者脂肪抽吸部位有变硬、麻木、色素加深、局部不平等情况属正常现象,一般 3 ~ 6 个月内可逐渐恢复。

7. 遵医嘱患者按时复诊。

第 3 节 腹壁成形术

一、概 述

腹部隆起主要是由于肥胖、皮肤和肌肉松弛、疝、腹内体积增加或这些因素的综合作用而致。腹壁成形术是指通过矫正腹壁松弛下垂的皮肤,去除皮下增生的组织,以恢复腹肌和腱膜的紧张度,重塑形体的美感。腹壁成形术的目标不仅是有选择地切除腹部皮肤和三维空间里的皮下组织,以提升腹壁轮廓,还包括腹壁结构的重建,以防远处组织被切除而造成切口远处张力增加、产生腹部疝以及躯干肌肉不协调等。手术方法包括全腹壁成形术、下腹壁成形术、脐下移腹壁成形术和上腹壁成形术等。在临床中也可将腹壁成形术与腹部脂肪抽吸术联合使用,效果更佳,联合手术既切除了松弛下垂的皮肤、收紧腹壁肌肉,又能去除腹壁多余的脂肪组织、减轻腹壁的厚度。

适应证:各种原因导致的腹壁皮肤松弛、影响外观者。

禁忌证:严重器质性病变者;未婚青年女性或以后仍有妊娠要求者;腹壁存在明显瘢痕,可能影响皮瓣远端血运者;瘢痕体质者;精神或心理状态异常,对手术要求不切实际等。

腹壁成形术前及术后效果对比,见图 13-6、图 13-7。

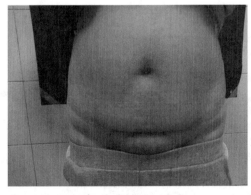
图 13-6 腹壁成形术前

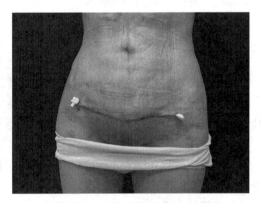
图 13-7 腹壁成形术后 1 周

二、护 理 评 估

(一)健康史

询问患者有无基础疾病,如免疫系统或造血系统疾病、高血压、糖尿病等;如有口服活血化瘀药物,需在术前 2 ~ 3 周停止使用;了解患者脂肪堆积的原因,排除因药物或疾病导致的病理性肥胖;既往减肥史、手术史、妊娠史等;是否为瘢痕易感体质;有无过敏史;吸烟酗酒史,应提前 2 周戒烟酒;手术应避开月经期、妊娠期。

（二）身心状况

1. 生命体征 体温、血压、脉搏、呼吸等。

（1）体温≥37.5℃，合并咳嗽、鼻塞、流涕等上呼吸道感染症状，需治愈后再安排手术。

（2）血压、脉搏异常者，需综合评估后给予处理。

2. 专科情况 患者取不同的体位进行专科检查，包括站位、仰卧位和坐位等，以全面、真实地了解腹部形状、脂肪组织分布、脂肪厚度及皮肤质量（强度、弹性等）；腹部有无瘢痕，局部皮肤有无感染、破溃；对腹胀较严重或有多个切口疝的患者，可能因术后伴随的膈肌升高导致呼吸功能紊乱，应指导患者在术前1个月穿塑身衣进行腹部控制，使其逐渐适应术后的腹壁调节。

3. 心理、社会状况

（1）评估患者有无焦虑、抑郁等心理问题。如存在轻、中度的不良情绪，可给予心理疏导，如存在重度不良情绪应考虑暂停择期手术，联合专业的心理治疗师进行心理治疗。

（2）了解患者及重要家属（如配偶、父母等）对手术的预期、既往体重变化及减肥史等。告知其手术过程、手术局限性、术后恢复时间和可能的风险，如瘢痕等。提醒育龄妇女，将来怀孕产生的腹部拉伸可能会影响术后腹壁质量。

（三）辅助检查

1. 心电图检查、胸部X线检查、腹部B超检查等。

2. 实验室检查包括血细胞分析、血液生化检查、ABO血型+Rh血型、出凝血检查、感染免疫学检测（乙肝、丙肝、HIV、梅毒）等。

三、护理措施

（一）术前护理

1. 术前淋浴，特别是注意脐部和皮肤皱褶处的清洁。

2. 根据医生评估结果准备合适的弹力衣或弹力腹带。

3. 其余准备同本章脂肪抽吸术。

（二）术后护理

1. 意识评估及生命体征监测

（1）评估患者意识恢复程度，未完全清醒者，注意拉起床栏，预防跌倒或坠床。

（2）安置床旁心电监护仪，监测患者的体温、血压、呼吸、脉搏、氧饱和度，动态评估疼痛，如有异常，报告医生综合评估后及时处理。

2. 体位护理

（1）平卧位休息4～6小时后可取半卧位，保持屈髋屈膝的放松体位，至术后1～2周，以减少切口张力，促进伤口愈合。

（2）术后加强床上主动活动，如踝关节、膝关节的屈伸活动，以促进静脉回流，减少静脉血栓的形成。

（3）伤口加压包扎后，可于术后第2天下床适度活动，6周内减少剧烈运动，如果有筋膜的重建，须延长至8周。

3. 伤口护理

（1）加压包扎腹部伤口，以起到压迫止血、减轻水肿和固定皮肤的作用，告知患者切勿自行拆除包扎敷料。

（2）术后尽量避免咳嗽、便秘、憋气等，以免腹压增高而导致伤口裂开。

（3）妥善固定血浆引流管，避免受压、反折及滑脱等，保持有效引流，密切观察引流液的颜色、性质及量。

（4）术后 12～14 天拆线，拆线后 1 周开始使用预防瘢痕的药物至少 3 个月。

4. 饮食护理　麻醉清醒 6 小时后进食少量清流质饮食（≤ 1000ml），手术 24 小时后恢复普通饮食，忌辛辣、刺激食物，注意增加富含膳食纤维的饮食，以防便秘引起腹部压力过大而影响伤口愈合。

5. 心理护理

（1）评估患者情绪、认知及对术后康复的依从性。

（2）主动关心患者及家属，对术中情况及术后配合要点进行详细介绍，如早期进食、早期下床、疼痛护理等对术后快速康复的帮助，以取得患者的密切配合。

6. 用药护理

（1）遵医嘱正确用药，并注意观察有无不良反应。

（2）告知患者药物的主要作用及不良反应等，如使用静脉镇痛泵期间的胃肠道反应，如有无恶心、呕吐等，及时对症处理和追踪复评。

7. 常见并发症的观察及处理

（1）脂肪栓塞与肺栓塞：是腹壁成形手术最严重的并发症。

（2）血肿：术中应彻底止血；术后使用弹力腹带加压包扎固定；术后保持伤口负压引流通畅。治疗：较小的血肿可采取局部抽吸、换药、引流的方式；一旦发生较严重的血肿，需立即手术探查，清除血肿，以免引起皮肤坏死和感染等。

（3）切口裂开：主要与切口张力过大或切口边缘坏死等有关。故术中切除多余的皮肤和组织要适度，不宜过多，以免造成术后切口张力过大；根据患者伤口的情况，可于术后即刻或拆线后使用切口减张器。

（4）出现坏死：最常见的部位是腹壁成形术皮瓣的远端靠近中线张力最大的部位，一般通过换药可慢慢愈合。

（5）瘢痕：应注重切口的设计，应最小化和隐蔽化；适度切除多余的皮肤和组织，以免术后皮瓣张力过大、皮瓣坏死而导致瘢痕增生；精细化手术，提倡微创的原则；手术切口尽早使用减张器；切口愈合后开始防瘢痕治疗，使用预防瘢痕药物至少 3 个月，弹力腹带持续穿戴至少 3 个月，对预防瘢痕增生和腹部塑形均具有较好的作用。

四、健康教育

1. 术后戒烟酒至少 2 周。

2. 避免日光浴、洗桑拿等活动，坚持使用弹力腹带至术后 3 个月。

3. 告知患者术后可能因腹部张力的增加而感到腹部疼痛不适、皮肤麻木、淤血等，这些症状一般于手术 3～4 周后逐渐消退。

4. 对育龄妇女，告知其应坚持锻炼，控制体重，并做好腹部皮肤护理，以保持良好的手术效果。

第 4 节　臀部上提术

一、概　述

臀部的形态主要由皮肤、皮下脂肪的分布、臀大肌和骨性结构决定。我国女性的臀部大多较西方女性相对宽大、扁平、臀最高点位置偏下，肌肉层及皮下脂肪组织量少，后凸程度低等，随着年龄增长，较易出现臀部松弛下垂等现象。因此对于国人，臀部整形手术以上提整形为主。臀部上提术可与臀部脂肪抽吸、臀部自体脂肪填充术、假体植入隆臀术等联合开展。臀部上提术前及术后效果对比，见图 13-8 和图 13-9。

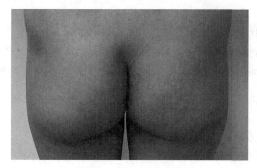

图 13-8　臀部上提术前

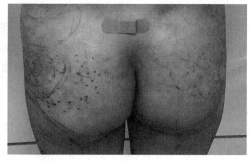

图 13-9　臀部上提术后

二、护理评估

（一）健康史

询问患者有无臀部外伤史、手术史；了解患者有无慢性疾病，合并糖尿病者需控制血糖平稳后再行手术，以免术后手术切口愈合不良。既往有无血液系统疾病或心、肺、肾等严重器质性疾病等；有无过敏史；如近期有阿司匹林等抗凝药物或皮质激素类药物使用史者，需在专科医生指导下停用或改用其他替代药物后方可安排手术；女性患者月经期、妊娠期不宜进行手术。

（二）身心状况

1. 生命体征　体温、血压、脉搏、呼吸等。

（1）体温 ≥ 37.5℃，合并咳嗽、鼻塞、流涕等上呼吸道感染症状，需治愈后再安排手术。

（2）血压、脉搏异常者，需综合评估后给予处理。

2. 专科情况　检查患者的臀部形态、臀部皮肤弹性、脂肪厚度等；了解臀部有无创面、瘢痕挛缩及感染灶等。

3. 心理、社会状况

（1）了解患者的手术动机、性格特征、心理特点以及家庭主要成员对患者手术的支持程度，针对性地给予沟通和指导。部分对手术效果追求完美的患者，应科学、客观地解释说明，使其对手术效果能有合理的预期。

（2）术前患者多因担心手术是否会成功、术后疼痛及恢复情况等出现焦虑、恐惧心理，鼓励患者表达和倾诉，耐心介绍手术方法、手术过程及手术前后的注意事项等，做好心理疏导，减轻患者的心理负担；介绍医院技术水平、手术成功案例，以增强患者的信心，消除顾虑，以良好的心理状态积极配合手术。

（三）辅助检查

1. 心电图检查、胸部 X 线检查、局部彩超检查等。

2. 实验室检查包括血细胞分析、血液生化检查、ABO 血型 +Rh 血型、出凝血检查、感染免疫学检测（乙肝、丙肝、HIV、梅毒）等。

三、护理措施

（一）术前护理

1. 饮食指导　术前禁食 8 小时，禁饮 2 小时，术前戒烟戒酒。

2. 指导患者床上使用便盆，以适应术后床上排尿、排便；臀部上提术中及术后需要保持俯卧位，术前应指导患者进行体位训练。

3. 告知患者需备弹力绷带和弹力裤，用于术后加压包扎臀部手术切口，以达到止血和塑形的目的。

4. 协助医生为患者进行医学照相，包括臀部正位、侧位、左右斜侧位等，以便术后进行效果对比。

5. 遵医嘱准备术中所需药物。

6. 嘱患者术前 1 天沐浴，并协助修剪指（趾）甲；做好手术区域备皮，若手术区域毛发细小可不必剃除。

7. 术日晨评估患者有无发热、感冒及上呼吸道感染等；协助患者更换病员服，取下活动性义齿、眼镜、手表、首饰等。

（二）术后护理

1. 意识评估及生命体征监测　动态评估疼痛程度、性质、部位和持续时间，必要时遵医嘱使用镇痛泵止痛或给予镇痛药，记录镇痛效果。

2. 体位护理

（1）全麻术后未清醒者俯卧，头偏向一侧。麻醉清醒后仍取俯卧位，可垫软枕调整侧位角度，禁止坐位，避免臀部手术区域受压。使用软枕、气垫床及水胶体敷料等保护骨隆突处，以防压疮的发生。

（2）术后 1 ～ 2 天卧床休息，卧床期间行下肢的主动或被动运动，预防下肢深静脉血栓的形成；1 ～ 2 周内限制活动，减少下蹲、行走动作，除大便外，勿取坐位休息；2 周后可根据患者手术切口情况适当恢复坐位，每次应控制在 15 ～ 20 分钟，避免长期久坐。

3. 伤口护理

（1）保持伤口敷料清洁干燥，观察有无伤口渗血、渗液或敷料松脱等现象。若敷料被血液浸湿，应警惕伤口出血，及时通知医生予以处理。

（2）观察患者臀部及下肢血液循环情况，如皮肤颜色、温度及毛细血管充盈反应等。

（3）告知患者避免臀部受压的重要性，防止臀部切口裂开、影响臀部血供，导致形态改变。

（4）术后每 2 ～ 3 天行伤口换药 1 次，一般术后 2 周拆线。

4. 饮食护理　麻醉清醒 6 小时后进食少量清流质饮食，逐渐过渡至半流质饮食、普通饮食。注意清淡饮食，增加蔬菜、水果及粗纤维食物的摄入，防止发生便秘。

5. 管道护理

（1）妥善固定引流管，防止翻身、活动时牵拉导致引流管脱出。

（2）保持引流通畅，避免引流管扭曲、受压、堵塞。定时挤压，防止管道堵塞。

（3）手术当日应每小时监测一次引流液的颜色、性状、量等，并做好记录。

（4）定期更换引流袋或负压引流装置，操作时严格执行无菌技术。引流管不可高于手术切口平面，以防引流液逆流引起感染。

（5）根据术区恢复及引流情况，确定手术切口引流管的拔管日期。

6. 心理护理

（1）患者术后由于疼痛和担心手术效果，易出现紧张、焦虑情绪，早期应给予解释和安慰，积极疏导、沟通；满足患者的合理需要，讲解术后康复的相关知识，如合理饮食、疼痛管理、活动注意事项等，帮助患者缓解术后不适。

（2）若发现情绪异常，应及时有针对性地给予心理护理，必要时请心理治疗师会诊。

7. 用药护理　遵医嘱给予抗生素、止血药物等，动态观察药物疗效及不良反应。

8. 潜在并发症的观察及处理

（1）出血：主要与患者既往有出血倾向、女性患者处于月经期、服用抗凝药物等；术中止血不彻底；术后压迫不足、过早用力活动等有关。防治措施为完善术前凝血检查；手术避开月经期；

笔记

术中彻底止血；注意保持敷料加压包扎，减轻切口局部张力，利于切口愈合；避免切口部位用力以防切口裂开引起出血；遵医嘱给予止血药物，并观察药物疗效及不良反应。如手术切口出血，应立即压迫出血部位止血，同时通知医生并协助处理，必要时建立静脉通道进行补液。

（2）切口裂开：主要与患者营养不良组织愈合能力差，术中手术切口缝合不当，手术切口部位受到外力作用影响等有关。防治措施为对于年龄较大、营养状况较差、预计切口愈合不良的患者，术前应加强营养支持；术中认真做好切口缝合，避免局部张力过大；术后对手术切口部位适当加压包扎，延迟拆线时间；拆线后避免剧烈运动和长期受压；避免手术切口部位受到外力损伤影响愈合。如发生切口裂开，应及时通知医生协助处理，必要时立即送手术室重新缝合。

（3）切口感染：主要与手术过程中无菌操作不严格；臀部有感染灶存在及局部组织供血不良等有关；合并贫血、糖尿病等慢性疾病有关。防治措施为术中严格按照无菌技术操作；臀部如有感染灶待治愈后方可手术。术后密切观察切口情况，如发生切口感染，应给予局部换药、冲洗及理疗等；遵医嘱合理使用抗生素，化脓切口需拆除部分缝线，行清创处理，定期换药。

四、健康教育

1. 保持伤口敷料清洁干燥。切口恢复后进行臀部清洁时，动作应轻柔，避免切口裂开和臀部形态受压变形等。

2. 注意休息，加强营养，增加机体抵抗力，促进康复。

3. 术后 15 ~ 20 天取俯卧位睡眠，避免臀部受压，日常避免坐位，可站立和行走。

4. 术后勿剧烈活动，减少臀部用力的动作，如下蹲和跑步等。3 个月内弹力绷带加压固定。

5. 出院后如发现臀部不对称、凹陷不平等异常情况应及时就诊。

6. 遵医嘱定期门诊随访。

第 5 节　松弛皮肤上提术

一、概　　述

松弛皮肤上提术又称除皱术，是将松弛下垂的皮肤用外科手术方法拉紧，并切除多余部分，使皮肤展平，多用于面、颈部的年轻化治疗。面颈部松弛皮肤上提术可用于治疗颧颊部、下睑和颈部的皮肤、软组织松垂与皱纹，矫治鱼尾纹和鼻唇沟深陷等。松弛皮肤上提术术前及术后效果对比，见图 13-10 和图 13-11。

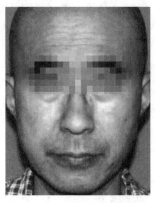 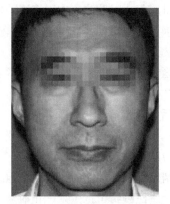

图 13-10　松弛皮肤上提术前　　　　图 13-11　松弛皮肤上提术后

二、护理评估

（一）健康史

询问患者既往有无外伤史及手术史；了解患者是否患有高血压、冠心病或糖尿病等严重的全身性疾病及传染性疾病，患有凝血障碍性疾病者禁忌手术；既往有无药物过敏史；服药情况，如近期服用抗凝药物、非类固醇抗炎药或镇静性抗组胺药等，需在专科医生的指导下停用或改用其他替代药物后方可安排手术；女性患者月经期、妊娠期不宜进行手术。

（二）身心状况

1. 生命体征　体温、血压、脉搏、呼吸等。

（1）体温 ≥ 37.5℃，合并咳嗽、鼻塞、流涕等上呼吸道感染症状，需治愈后再安排手术。

（2）血压、脉搏异常者，需综合评估后给予处理。

2. 专科情况　皮肤松弛的部位和程度；皱纹的深浅及分布状况；静态和动态下皱纹的表现；皮下脂肪的厚薄情况；局部有无畸形、瘢痕等；面部表情肌活动有无异常；有无脱发及发际线的高度等。

3. 心理、社会状况

（1）评估患者心理状况：由于松弛皮肤上提术的患者多为中老年患者，生理机能逐渐下降，外形容貌日渐衰老，此阶段易出现焦虑、抑郁等心理问题，因此心理状态的评估尤为重要。医护人员应给予理解和尊重，鼓励患者表达和诉说，同时认真倾听并耐心解释，减轻患者紧张、焦虑、恐惧等心理。

（2）充分了解患者手术动机和预期：部分患者因缺乏了解，对手术效果抱有不切实际的期望，医护人员应加强手术相关知识的教育，如松弛皮肤上提术的目的、手术方法、注意事项等，使患者对手术效果能有合理的预期。在综合患者自身情况的基础上与其共同商议，将患者的主观需求和客观手术效果达成共识，避免术后发生医疗纠纷。

（三）辅助检查

1. 心电图检查、胸部 X 线检查等。

2. 实验室检查包括血细胞分析、血液生化检查、ABO 血型 +Rh 血型、出凝血检查、感染免疫学检测（乙肝、丙肝、HIV、梅毒）等。

三、护理措施

（一）术前护理

1. 饮食指导　术前 8 小时禁食，2 小时禁饮，术前戒烟戒酒。

2. 术前一日嘱患者沐浴，剪指（趾）甲；术前一晚及手术当日晨清洗头皮、头发和面部；配合医护人员做好术区备皮，备皮后将剩余头发编成小辫固定，以暴露手术区域。

3. 讲解手术过程及注意事项，消除患者紧张、焦虑或恐惧等心理问题，必要时可遵医嘱给予镇静剂，以保证充足睡眠。

4. 术前医学照相，包括全面部正位、45° 侧位、90° 侧位照片。

5. 术晨协助患者更换病员服，取下义齿、眼镜、项链和耳环等配饰；测量生命体征并记录；术前半小时建立静脉通道。

（二）术后护理

1. 意识评估及生命体征监测。

2.体位护理 全麻手术后,应去枕平卧,头偏向一侧;待麻醉清醒后取半坐卧位,适当抬高头部,利于血液回流,减轻头面部肿胀。

3.伤口护理

(1)保持伤口敷料清洁干燥,预防手术切口感染。观察伤口敷料有无渗血、渗液,如有异常及时通知医生协助处理。

(2)伤口加压包扎,确保包扎压力适宜,均匀受压,若包扎过紧则影响血运,不利于切口恢复;包扎过松,止血效果差,可能出现渗血、血肿等;告知患者切口加压包扎的重要性,避免因活动使敷料脱落、移位。

(3)指导患者早期(术后48小时内)正确有效地冷敷,间断冰敷手术切口周围,可缓解手术区域肿胀、疼痛,预防出血,注意应动作轻柔,避免用力按压。

(4)换药及拆线。遵医嘱予以换药及拆线。拆线时间依据手术部位、缝合切口的张力和切口恢复情况等确定。一般在术后2周拆线,张力较大的部位视情况酌情延长拆线时间。

4.饮食护理 麻醉清醒6小时后可进食流质饮食,术后2～3天逐渐过渡至半流质饮食,逐渐恢复普通饮食;避免食用坚硬食物及过度咀嚼。

5.管道护理

(1)保持血浆负压引流管引流通畅;定时挤压引流管,防止管道堵塞、扭曲和受压等,确保积液、积血有效引流。

(2)引流管长度应留置适宜,妥善固定,避免牵拉。

(3)定时监测引流液的颜色、量、性状等,若在短时间内引流出大量血性液体,应警惕伤口出血,及时通知医生给予止血药和重新加压包扎等处理。

(4)加强巡视和宣教,嘱患者保护引流管及引流装置,特别在翻身、下床活动时避免牵拉,警惕引流管脱出。

(5)一般于术后24～48小时引流量较少时拔除引流管。

6.心理护理

(1)术后切口疼痛、术区肿胀等不适会增加患者的紧张、焦虑情绪,护士应及时了解患者的心理状态,耐心倾听与沟通,做好解释工作,进行有效的心理疏导,必要时给予镇痛药。

(2)主动关心患者,尽可能满足患者的合理需求,详细介绍术后康复要点,如早期进食、早期活动、疼痛管理以及引流管的维护等,改善患者的认知,提高术后积极康复的信心和依从性。

(3)如发现患者情绪异常,要多关心、安慰,并及时通知手术医生进行沟通,必要时请心理治疗师会诊。

7.用药护理

(1)遵医嘱正确用药,监测并记录药物的疗效及不良反应。

(2)告知患者药物的名称、主要作用及副作用等,使其参与治疗、护理,出现不良反应能主动告知医护人员,以便及时处理。

8.潜在并发症的防治

(1)出血、血肿:多由于患者患有高血压或出血性疾病,女性患者处于月经期,手术范围较大、手术区域血供丰富、手术中损伤邻近血管或止血不彻底等引起。防治措施为高血压患者,血压稳定至正常值方可安排手术;完善患者术前凝血检查;女性患者手术应避开月经期;术中彻底止血;术后加压包扎手术切口,压力适宜;密切监测血压,观察创面出血情况,如术后出血量大,应立即通知医生,局部用无菌纱块压迫止血,并迅速建立静脉通路补液、止血,必要时输血。较小的血肿可待其自行吸收;较大的血肿需进行穿刺引流,局部加压包扎。

(2)切口感染:多由于手术过程中无菌操作不严格,手术区域有感染灶,手术切口被污染等引起。防治措施为预防性给药,术前半小时静脉注射抗生素;术中严格执行无菌技术操作;手术区域如有感染灶应治愈后方可手术;术后定期观察切口敷料,如有渗湿及时更换,切口避免沾水;

密切观察切口愈合情况，如出现切口周围剧烈疼痛、渗液异味等，应警惕发生感染；一旦发生感染，应加强局部换药、冲洗，遵医嘱使用抗生素治疗等。

（3）皮肤坏死：主要与术中皮瓣剥离不当，皮肤切口张力过大，血肿形成，包扎过紧及吸烟等导致局部皮肤血液供应障碍有关。防治措施为手术前严格戒烟；术中彻底止血，处理皮瓣时尽可能减少损伤；术后加压包扎手术切口，确保压力分布均匀并观察局部血供情况。

（4）术区头皮脱发：主要与术中毛囊损伤，头皮缝合张力过大影响毛囊的血供，头皮瘢痕形成等有关。防治措施为手术过程中选择适合的分层剥离方法；缝合头皮时避免张力过大，术后妥善包扎减轻缝合组织的张力；使用瘢痕贴、弹力绷带或理疗等预防手术切口瘢痕形成；必要时可植发治疗。

（5）面神经损伤：主要与术前有面神经瘫痪症状，术中损伤神经纤维，皮下组织的过度牵拉及感染等有关。遵医嘱给予血管扩张和营养神经药物，行理疗及高压氧治疗等，大多可在半年内恢复。

四、健康教育

1. 指导患者保持伤口敷料清洁干燥，勿强行揭掉伤口痂皮，避免伤口感染、出血。

2. 嘱患者术后面部清洁时沿面部形态清洁，避免过于用力；手术切口部位禁止用力揉搓或受外力撞击；避免夸张表情、用力咀嚼等动作，以免牵拉皮肤引起疼痛，影响伤口愈合。

3. 术后 3～6 个月避免烫发、染发和皮肤护理。日常出行注意保护好面部皮肤，做好防晒处理。

4. 告知患者术后早期头皮可有麻木、感觉迟钝或异样感，可于术后半年自行消失。日常清洁中，应注意避免烫伤。

5. 出院后如出现术区疼痛、切口出血等异常情况应及时就诊。

第 14 章

激光美容的护理

第1节 色素增加性疾病激光美容的护理

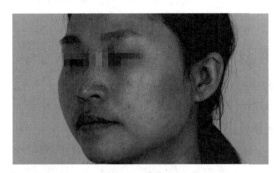

图 14-1 面部雀斑

皮肤色素增加性疾病可因其色素代谢异常的主要部位不同而分为表皮色素增加性疾病，如雀斑（图 14-1）、咖啡斑（图 14-2）、黄褐斑（图 14-3）、脂溢性角化病（图 14-4）、斑痣、雀斑样痣和交界痣等，以及真皮色素增加性疾病，如太田痣（图 14-5）、蓝痣、伊藤痣等。目前用于色素增加性疾病治疗的主要有连续波激光、Q 开关激光、长脉宽激光、色素性染料激光、剥脱气化类脉冲激光、强脉冲光等。

相对禁忌证：①近期有日光晒黑史。②半年内有口服维甲酸的治疗史。③治疗部位附近有单纯疱疹病毒感染史。④近期使用过古铜色化妆品者。⑤有瘢痕疙瘩病史者应慎重。⑥有不典型特征的病变者。⑦有黑色素瘤或发育不良痣的自身或家族史的患者。⑧先天性黑色素细胞痣等。

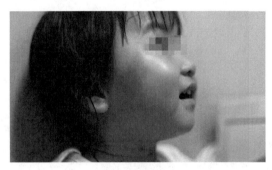

图 14-2 咖啡斑

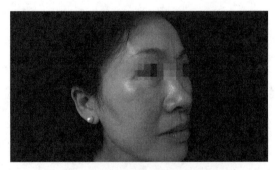

图 14-3 黄褐斑

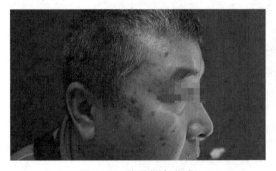

图 14-4 脂溢性角化病

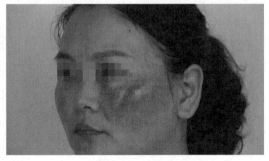

图 14-5 太田痣

激光治疗的护理要点：

1. 治疗前沟通 详细介绍激光治疗的疗程、预期的效果及其可能的不良反应，如瘢痕、色泽不均等。

2.治疗前准备　术前一般不需麻醉，对疼痛敏感者可局部外涂利多卡因软膏 30 ～ 60 分钟；治疗前仔细清洁治疗部位，去掉护肤品及化妆品；协助医学照相，作为治疗前后的对比；调试激光机参数，激光头已使用酒精消毒以备用。

3.治疗过程中注意给予患者心理支持，如紧握患者双手、嘱其使用减压球等，以缓解患者的紧张与焦虑。

4.治疗后如存在创面，可外用抗生素软膏预防感染，并进行局部冷敷治疗。

5.激光治疗后 1 周内应保持局部皮肤干燥、清洁，避免出汗、水洗及外用化妆品。

6.激光治疗后局部可能出现红肿、水疱、渗液、点状出血和紫癜等现象，因激光类别、患者年龄、体质、部位不同而异，一般于 1 ～ 2 周结痂后逐渐愈合，无须特殊处理。较小的水疱或血疱亦能迅速干燥结痂，较大的水疱或血疱应返院复查，医生及时用无菌注射器抽出疱液，用无菌敷料覆盖，保持创面清洁。结痂应任其自然脱落，不要强行撕痂。

7.为避免或减轻治疗部位色素沉着，切忌辛辣刺激饮食和防晒。术后 1 个月内避免阳光直射，外出戴遮阳帽；连续服用维生素 C、维生素 E 等 1 个月；1 个月后可外涂保护性化妆品及药物。

第 2 节　文身激光美容的护理

文身是外来的不溶性色素刺入真皮而在皮肤内产生的一种永久性的色素斑（图 14-6）。一般所指的文身系装饰性文身，是将各种图案事先画在人体上，然后用一些不溶性颜料，刺入皮内成为永久性的图案。此外，还可因玻璃、金属、泥土或含碳物质等异物高速飞溅射入正常皮肤而引起外伤性文身。

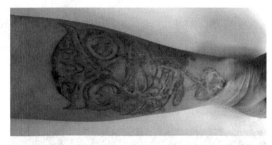

图 14-6　文身

以往临床上常采用手术切除或手术切除后植皮、局部皮瓣、皮肤扩张、皮肤磨削、化学剥脱、冷冻、电灼、氩离子激光、超脉冲 CO_2 激光等方法治疗文身。这些方法均有一定的效果，但通常不能完全去除色素，疗效不理想，且对局部损伤较大，常会留下不同程度的瘢痕和色素异常，严重时甚至会造成毁容。现在多采用激光进行治疗，色素残余配合点阵激光、强脉冲光激光。

激光治疗的护理要点：

1.治疗前护理同本章色素增加性疾病的激光治疗。

2.术后即刻治疗部位及邻近正常皮肤可出现轻度水肿、充血，尤以组织较为疏松的眼睑、唇部为重，一般多在 1 ～ 5 天自行消退。

3.少数患者可能在局部出现水疱，属正常现象。如有小水疱则保留疱皮，待自然吸收结痂掉皮，水疱较大需密切随诊。

4.术后局部涂抹抗生素软膏，也可同时外用促进表皮生长的药物，直至结痂自行脱落，在此期间局部不用水擦洗。

5.忌酒及辛辣饮食，防晒，避免剧烈运动。

第 3 节　皮肤附属器激光美容的护理

一、激光脱毛

多毛症是指毛发比相同年龄和性别的正常人密度增加、变粗、变长和变多。一般表现为面部、腹部、背部、腋下、阴部及四肢体毛明显增多、增长，毛发较粗，色泽黑。激光脱毛的作用机制主要有 3 种：光热作用（局部热损伤）、光化学作用（产生毒性物质如自由基）以及物理伤害（如剧烈的冲击波）。脱毛终点判断：术后即刻皮肤呈现橘皮样改变。

相对禁忌证：6 周内曾使用过蜡脱、电解法等脱毛的患者；3 个月内使用过光敏剂者；存在激素失调者；深肤色或 1 个月内存在暴晒史的患者，应在晒黑的皮肤恢复正常以后再进行治疗；治疗区有感染病灶，应将感染治愈后方可进行；瘢痕疙瘩和增生性瘢痕者；有单纯疱疹病史、出血倾向、压力性荨麻疹、糖尿病、高血压、严重心脏病、恶性肿瘤、文身、接受过皮肤移植手术、对光过敏、精神异常者及孕妇、哺乳期妇女。

激光治疗的护理要点：

1. 治疗前护理同本章色素增加性疾病的激光治疗。

2. 备皮，涂抹冷凝胶。

3. 术后冷敷。

4. 治疗当天不使用肥皂及热水清洗治疗部位。

5. 术后 48 小时若无水疱或结痂即可使用化妆品，有水疱和表皮损伤者应每日 2 次外用抗生素软膏，避免任何挖伤和抓伤。如发生持久性红斑（持续时间＞1 周）或色素沉着，可口服维生素 C，外用左旋维生素 C 及 3% 氢醌乳膏。

6. 暴露部位激光脱毛后应避免日晒 1 个月，术后 4 周内避免光敏性食物及药物。

二、痤 疮

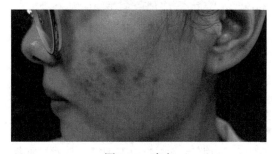

痤疮是一种发生于毛囊皮脂腺的慢性炎症性皮肤疾病（图 14-7），主要分为粉刺性痤疮、丘疹型痤疮、脓疱型痤疮、结节性痤疮和囊肿性痤疮。

激光治疗护理要点：

1. 治疗前护理同色素增加性疾病的激光治疗。

2. 治疗后间歇性冷敷。

3. 治疗期间减少或避免使用化妆品，面部区

图 14-7 痤疮

域需严格防晒。

4. 改变不良生活习惯如熬夜，忌酒、油腻及辛辣饮食等。避免挤压或挖除皮损导致进一步的局部炎症加重。

5. CO_2 激光切排部位外用抗生素软膏预防感染 3 ～ 5 天。1 周避免沾水，结痂自然脱落；若出现肉芽创面，则湿敷换药促进愈合。

6. 治疗后可口服维生素 C、维生素 E。

三、瘢 痕

损伤或炎症等引起皮肤瘢痕的现象较为常见，根据预后情况瘢痕又可分为凹陷性瘢痕（图 14-8）、增生性瘢痕（图 14-9）和瘢痕疙瘩（图 14-10）等。治疗上分为手术治疗和非手术治疗。非手术治疗包括激光治疗、加压治疗、药物注射治疗、放射治疗、冷冻治疗、生物治疗等。目前常用于激光治疗的激光有超脉冲 CO_2 激光、脉冲染料激光、强脉冲光激光及点阵激光等，临床上已取得良好的疗效。

激光治疗的护理要点：

1. 治疗前护理同色素增加性疾病的激光治疗。

2. 治疗后间歇性冷敷，以减轻疼痛及炎症反应。

3. 治疗区域外用抗生素软膏预防感染 3 ～ 5 天，炎症水肿明显者可使用氢化可的松软膏。避

免沾水 1 周，结痂自然脱落；若出现糜烂创面，则湿敷换药促进愈合。

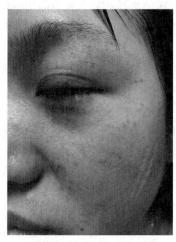
图 14-8　凹陷性瘢痕

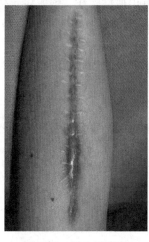
图 14-9　增生性瘢痕

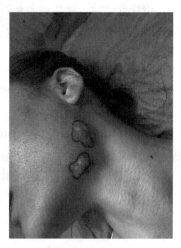
图 14-10　瘢痕疙瘩

4. 瘢痕疙瘩治疗后及时放射治疗，增生性瘢痕痂壳脱落后实施防疤、加压治疗。

5. 忌饮酒及辛辣饮食，治疗期间避免或减少使用化妆品，面部区域为减少色素沉着可使用氢醌乳膏，并严格防晒。

第 4 节　面部年轻化的激光美容的护理

皮肤老化是由遗传因素决定并受多种环境因素影响的自然过程，临床上常表现为皮肤粗糙、松弛、弹性降低、皱纹增多、皮肤萎缩等，属生理功能的退行性改变。面部年轻化的激光治疗方法包括非剥脱性表皮重建和剥脱性表皮重建。非剥脱性表皮重建是以破坏表皮结构，损伤真皮为治疗手段，而达到延缓皮肤老化，减少皱纹的目的，其并发症较少，恢复时间短，常用的非剥脱技术有强脉冲光、点阵激光、射频技术、等离子皮肤再生术、中红外线激光技术。剥脱性表皮重建效果优于非剥脱性表皮重建，但恢复时间相对较长，主要以 CO_2 激光和铒激光在临床应用较为广泛。

适应证：光老化，如皮肤皱纹（细纹）、皮肤晦暗、皮肤色素不均、日光性黑子、老年斑、轻度或中度皮肤松弛、毛孔粗大、皮肤粗糙；色素性皮肤病如雀斑、黄褐斑等；血管性皮肤病，如毛细血管扩张症、酒渣鼻、鲜红斑痣、血管瘤等；多毛症脱毛；痤疮等。

禁忌证：近 1 个月有晒伤史或术后可能暴晒者；有瘢痕倾向者；糖尿病血糖未控制者或其他结缔组织疾病如系统性红斑狼疮、硬皮病患者；治疗区及邻近区域有感染病灶者或曾有单纯疱疹病毒、乳头状病毒感染者；精神障碍者等。

激光治疗的护理要点：

1. 治疗前护理同色素增加性疾病的激光治疗。

2. 治疗后采取局部冷敷治疗。

3. 治疗后应嘱患者尽量避光防晒，若存在皮肤破损，则外用生长因子凝胶。3 ～ 5 天避免沾水，结痂后不抠痂，让其自然掉痂。

4. 治疗区出现红、肿、痛属正常现象，如有小水疱则保留疱皮，待自然吸收结痂掉皮；水疱较大需密切随诊治疗。

5. 掉完痂后可酌情外用补水面膜。

第 5 节　激光溶脂美容的护理

激光融脂治疗主要是利用激光的热效应，使脂肪组织发生变性和溶解，可发生即时或延时的破坏。相关的护理措施主要有以下几点：

1. 治疗前评估　评估患者是否有出血性疾病、糖尿病、高血压等慢性病史，如曾服用过阿司匹林、维生素 E 和激素类药物，应停药 5 ～ 10 天后手术；应避开月经期；术前所需检查可与抽脂常规手术一致。

2. 专科检查　充分了解手术区域的皮肤、脂肪的特点和对身体美学曲线的影响；评估皮肤色泽、弹性、松弛度和质地，估算皮下脂肪的厚度和硬度。

3. 治疗前医学拍照。

4. 术后根据治疗部位面积大小确定用药方案，面积较大者可适量补液；全麻术后按全麻术后护理常规护理。

5. 术区伤口加压包扎，保持伤口敷料的清洁干燥。

第15章

注射美容的护理

第1节 肉毒素注射

一、概 述

肉毒素又称肉毒杆菌毒素，是肉毒杆菌产生的外毒素，是一种免疫原性蛋白，具有较强的神经毒性，可分为 A、B、C_1、C_2、D、E、F、G 8 种类型，其中 A 型毒性最强，可引起暂时性肌肉松弛麻痹。A 型肉毒毒素注射在医疗美容的主要用途是调整面部轮廓、针对面部动态性皱纹进行暂时性的阻断以达到面部年轻化的效果。通常使用 3～4 个月后临床效果最显著，6～7 个月后效果逐渐消失。

1. 适应证 肌紧张，如颏肌、颈阔肌、降鼻中隔肌；早期面部皱纹，如额纹、眉间纹、鱼尾纹、鼻背纹等；矫正肌肉肥大，如咬肌、斜方肌、腓肠肌；腋下多汗等。

2. 禁忌证 备孕期妇女、孕妇、哺乳期妇女和儿童；高龄体弱者和极度瘦弱者；严重心、肝、肾、肺等疾病者；对牛乳蛋白过敏者或严重过敏性体质者；有神经肌肉系统疾病者，如重症肌无力、多发性硬化等；临床应用氨基糖苷类抗生素者，有可能破坏肉毒素在突触处的作用；注射部位有严重皮肤病者；眼睑部疾病，如上睑下垂者；结缔组织病者等。

二、护理评估

（一）健康史

评估患者有无治疗禁忌证；既往的治疗史，包括近期治疗和用药等。

（二）身心状况

1. 生命体征 体温、脉搏、血压等正常者方可进行治疗。

2. 专科情况 评估局部皮肤是否完整，表面有无破溃、感染等；使用皮肤检测仪分析面部皮肤状况，作为效果参照。

3. 心理、社会状况 评估患者的心理状况，存在明显心理障碍的患者，应暂停治疗；告知患者可能达到的治疗效果，建立适宜的预期。

三、护理措施

（一）术前准备

1. 卸妆，清洁面部皮肤。

2. 术前医学照相 包括全面部正位、45° 侧位、90° 侧位照片，便于后期效果对比。

3. 心理护理 告知患者治疗后的效果及持续时间，理解患者的焦虑情绪，必要时在注射过程中给予减压球。

4. 使用表面麻醉药 5% 复方利多卡因乳膏均匀涂于注射部位并予薄膜覆盖，涂药厚度

1～2mm，持续作用时间 30 分钟左右；随时观察有无麻药过敏状况，如有无红、肿、热、痛等急性反应并做好记录，同时立即停止表面麻醉。

5.清洁　洗净利多卡因乳膏等待注射治疗。

（二）术中护理

1.严格按照无菌技术操作。

2.密切观察患者皮肤表面情况（有无渗血、过敏反应）。注射治疗过程中若出现大面积皮肤发红或急性荨麻疹，应立即停止注射，予 0.9% 氯化钠溶液湿敷或 5% 葡萄糖注射液 100ml 和地塞米松 10mg 快速静脉滴注以缓解症状。

3.发生过敏性休克应立即启动药物过敏性休克应急预案。

4.注射结束后用 0.9% 氯化钠溶液清洁面部。

（三）术后护理

1.监测生命体征。

2.观察注射部位有无渗血、肿胀、疼痛等不适。

3.常见并发症的观察及处理　治疗过程中及时按压，避免注射部位皮下血肿。不同注射部位的按压止血方法见图 15-1～图 15-4。

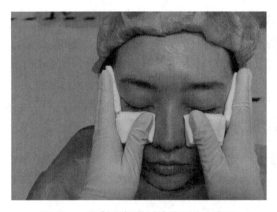 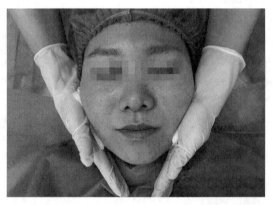

图 15-1　注射双侧鱼尾纹按压止血方法　　　图 15-2　注射双侧咬肌按压止血方法

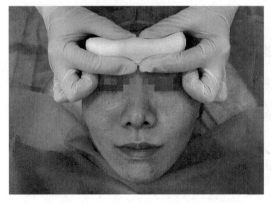 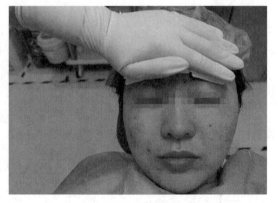

图 15-3　注射眉间纹按压止血方法　　　图 15-4　注射额纹按压止血方法

四、健康教育

1.治疗后 4 小时不平躺，不按摩揉搓治疗部位。

2.不可用手触碰注射点，6 小时内不沾水。

3. 2 周内忌服氨基糖苷类抗生素。

4. 2 周内饮食清淡，忌海鲜、烟酒。

5. 半年内不备孕。

6. 如注射部位为腿部，则 2 周内忌穿高跟鞋。

7. 遵医嘱于治疗 1 个月后到院复查。

第 2 节　透明质酸注射

一、概　述

透明质酸俗称玻尿酸，属于一类双糖单位组成的直链高分子多糖，可在降解为氨基葡萄糖后被人体所吸收，在人体结缔组织的细胞基质中广泛存在，其中皮肤、眼玻璃体、脐带、关节滑液、软骨等部位均存在较高的透明质酸钠含量。作为组成人体结缔组织和滑液的成分之一，在体内发挥保湿、润滑、维持细胞外空间、调节渗透压、促进细胞修复的重要生理功能。

随着年龄增长，人体内的透明质酸合成能力下降，透明质酸含量低，皮肤会逐渐出现老化和松弛。注射用透明质酸钠凝胶由于其生物相容性较高，不具有致畸性和致癌性，且对人体炎症反应有着较好的抑制作用，治疗过程创伤小、术后恢复期短、持续效果佳，目前已成为全球使用量最大的皮肤填充剂，用于多层次注射治疗，以达到局部塑形和状态年轻化的目的。

1. 适应证　皮肤干燥松弛、纹理粗糙、弹性欠佳；面部凹陷性静态皱纹；局部形态或轮廓欠饱满；局部组织缺失或凹陷等。

2. 禁忌证　妊娠期、哺乳期妇女和儿童；瘢痕增生者；有严重肝肾功能损害、心肺功能损害者；有炎症或局部感染病灶者；注射部位有严重皮肤病患者或肿瘤者；有出血倾向者或接受过血栓溶解剂、抗凝剂治疗者；对填充剂及其附加成分过敏者；精神障碍者等。

透明质酸注射前后效果对比，见图 15-5 和图 15-6。

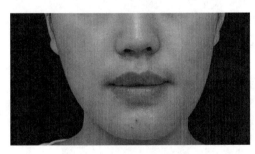 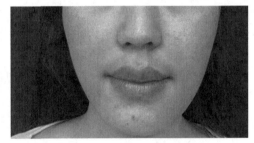

図 15-5　透明质酸注射前　　　　　　　图 15-6　透明质酸注射后

二、护理评估

同肉毒素注射护理。

三、护理措施

（一）术前准备

1. 须卸妆，清洁面部皮肤。

2. 术前医学照相，包括全面部正位、45° 侧位、90° 侧位照片，便于注射填充后效果对比。

3. 心理护理　评估患者的心理状态，对于焦虑明显者，可给予减压球，以缓解其治疗前的紧张焦虑情绪；如存在较严重的心理问题，应暂停治疗，必要时给予心理治疗后再行治疗。

4. 治疗方式介绍　解释产品安全性和注射治疗的目的及意义，告知患者治疗方式和注意事项，可能达到的效果和存在的风险，如感染、出血等。

5.操作前可使用 5% 复方利多卡因乳膏厚涂于注射区域，予以表面麻醉。

6.透明质酸药品管理

（1）注射用透明质酸钠凝胶常规储存温度为 2～25℃，储存环境避免阳光直晒。

（2）需要 1～10℃储存的透明质酸钠复合溶液，须存入专门的医用冰箱，冰箱需做暂存和使用登记。

（3）由于材料的特性，每个单独包装盒均配有一次性使用标识，仅供一人一次性使用。

（二）术中护理

1.严格无菌技术。

2.注射治疗过程中，严密观察患者意识及面色等，如有不适或疼痛引起的晕厥应立即告知主诊医生停止注射，遵医嘱予吸氧等。

3.观察注射区域皮肤状况，预防血管栓塞。

4.注射结束时予患者 0.9% 氯化钠溶液清洁皮肤。

（三）术后护理

1.监测生命体征。

2.观察注射部位有无渗血，注射过程中如有大量渗血应立即报告医生并行按压止血。

3.冰敷注射部位 30 分钟，缓解注射后疼痛和肿胀。

四、健 康 教 育

1.注射治疗后 6 小时内注射点不沾水。

2.注射后 3 天内忌服活血化瘀药品及食品。

3.1 周内忌剧烈运动。

4.清淡饮食，忌辛辣食品、海鲜。

5.1 个月内避免做夸张的表情，避免重力按压填充部位（鼻部注射后避免戴框架眼镜）。

6.尽量减少接触高温环境（如桑拿蒸浴）。

7.如注射部位异常，请立刻到院复诊，切勿自行处理。

第 **16** 章

埋线提升术的护理

一、概　述

随着年龄增长，人体内胶原蛋白和脂肪逐渐流失，弹性纤维减少，面部组织出现进行性萎缩、软组织松垂，面部皮肤产生褶皱。埋线提升术是指通过在体表组织的不同层次内埋置线型材料，以达到提升收紧松垂组织、刺激胶原蛋白新生改善肤质以及体表轮廓塑形等美学效果的微创美容技术，具有微创、效果较好、见效较快和并发症较少等优势，受到广大医美工作者及患者的青睐。目前临床使用的主要线型材料有对二氧环己酮和聚对二氧环己酮等。

1. 适应证　适用于轻、中度的面部松弛下垂，无过度的皮肤及软组织堆积，且有较理想的骨性结构提供支撑；面部皮肤皱纹；面部组织局部凹陷；局部形态轮廓不佳。

2. 禁忌证　月经期、妊娠期、哺乳期妇女和儿童；瘢痕增生者；有糖尿病、严重肝肾功能损害、心肺功能损害者；有炎症或局部感染病灶；手术部位有严重皮肤病或肿瘤患者；有出血倾向者或接受过血栓溶解剂、抗凝剂治疗者；有严重过敏史患者；对线型材料不耐受或术前评估不适宜线型材料植入者；精神障碍者等。

二、护理评估

（一）健康史

评估患者有无治疗禁忌证；既往的治疗史，包括近期治疗和用药等。

（二）身心状况

1. 生命体征　体温、脉搏、血压等正常者方可进行治疗。

2. 专科情况　评估局部皮肤是否完整，表面有无破溃、感染等；使用皮肤检测仪分析面部皮肤状况，作为效果参照。

3. 心理、社会状况　评估患者的心理状况，存在明显心理障碍的患者，应暂停治疗；对预期过高的患者，应如实地告知其可能达到的治疗效果，适当降低预期。

（三）辅助检查

1. 心电图检查。
2. 实验室检查　包括血细胞分析、出凝血检查、感染免疫学检测（乙肝、丙肝、HIV、梅毒）等。

三、护理措施

（一）术前准备

1. 卸妆，清洁面部皮肤。
2. 禁饮禁食 2 小时。
3. 术前医学照相，包括正位（全面部）、45° 侧位、90° 侧位照片，便于术后效果对比。

4. 治疗方式介绍　向患者介绍不同种类、外形的线型材料对提拉收紧的成效和时长均存有差异；告知患者手术方式、注意事项、可能达到的治疗效果以及术后有可能存在的风险，取得积极配合。

5. 术前给予患者减压球缓解紧张情绪。

6. 表面麻醉　使用 5% 复方利多卡因乳膏厚涂于手术区域并予薄膜覆盖。

7. 面部治疗的患者需束发，戴一次性帽，完全暴露面部、颈部皮肤，便于术前消毒。用胶布妥善固定覆盖发际线缘以防术中脱落（注意动作轻柔，勿拉扯头皮）。

8. 线型材料的管理

（1）存放环境需温湿度适宜，要求干燥、通风，避免阳光直晒。

（2）手术过程中护士对线型材料应轻拿轻放，防暴力操作破坏锯齿排列造成术后效果不佳。

（3）手术结束后的废弃、污染物应严格按照医院感染管理要求进行处理。

（二）术中护理

1. 严格无菌技术，术中配合医生按压、止血、复位等。

2. 术中严密观察患者意识及生命体征并做好记录。

3. 手术结束时予 0.9% 氯化钠溶液清洁皮肤。

（三）术后护理

1. 监测患者生命体征。

2. 进针点局部涂抹红霉素眼膏后予无菌敷贴覆盖封闭。治疗后 72 小时内间断冰敷，以缓解术后瘀血、疼痛和肿胀。

3. 观察手术部位有无活动性出血、局部肿胀、口角是否对称以及手术线材有无移位或穿出等，异常情况应立即通知医生，给予及时有效的处理。

4. 遵医嘱给予口服镇痛药和抗菌药物。

5. 术后 3 天限制活动，如需乘坐交通工具出行时建议戴头套进行固定，以免线型材料移位。

四、健康教育

1. 术后 72 小时内进针点不沾水，若不慎沾水，待风干后局部涂抹红霉素眼膏。

2. 1 周内应清淡饮食，忌辛辣刺激、海鲜类食物。忌烟酒。

3. 术后 1 个月内避免剧烈的面部表情和牵拉动作；1 个月内睡姿保持平卧位，避免重力按压、揉搓、按摩手术部位；1 个月内禁止接触高温环境（如桑拿蒸浴）；3 个月内避免局部超声刀治疗。

4. 如术后皮肤出现异常，请立刻到院复诊。

5. 告知患者术后定期随访并留取影像资料。

参 考 文 献

胡志红 . 2012. 整形美容外科护理学 . 北京：中国协和医科大学出版社 .

黄建琼，于蓉 . 2011. 烧伤整形美容外科护理手册 . 北京：科学出版社 .

李乐之，路潜 . 2017. 外科护理学 . 第 6 版 . 北京：人民卫生出版社 .

李强，李峰永 . 2019. 妇科美容整形手术 . 北京：中国协和医科大学出版社 .

李小寒，尚少梅 . 2017. 基础护理学 . 第 6 版 . 北京：人民卫生出版社 .

李正勇，张维 . 2021. 美容外科学 . 北京：科学出版社 .

刘林嶓 . 2018. 整形美容外科护理学 . 北京：人民卫生出版社 .

吴念 . 2016. 医疗美容护理工作手册 . 北京：中国医药科技出版社 .

吴欣娟 . 2018. 北京协和医院整形美容外科护理工作指南 . 北京：人民卫生出版社 .